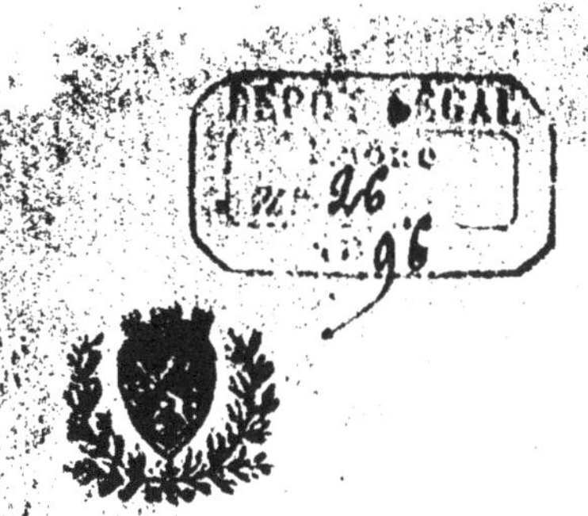

Dr JEAN FOHANNO

# DES
# ULCÉRATIONS BUCCO-LINGUALES
## DANS LA FIÈVRE TYPHOÏDE

**— Leur valeur pronostique —**

LYON — A. REY.

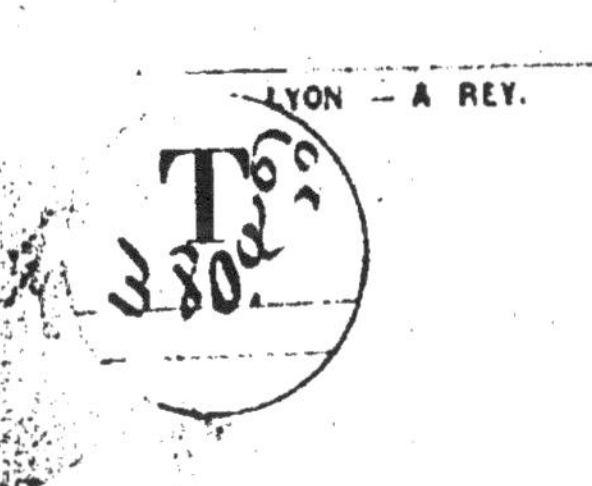

DES

# ULCÉRATIONS BUCCO-LINGUALES

## DANS LA FIÈVRE TYPHOÏDE

**- Leur valeur pronostique. -**

# DES

# ULCÉRATIONS BUCCO-LINGUALES

## DANS LA FIÈVRE TYPHOÏDE

**— Leur Valeur pronostique —**

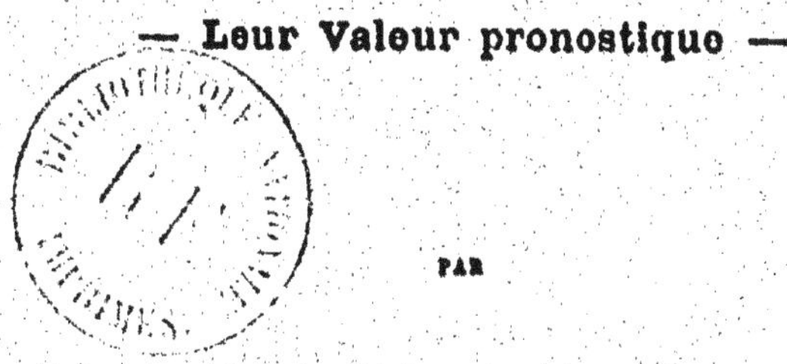

PAR

LE D^R^ J. FOHANNO

Médecin stagiaire au Val-de-Grâce

LYON

A. REY, IMPRIMEUR DE LA FACULTÉ DE MEDECINE

4, RUE GENTIL, 4

1895

# INTRODUCTION

Depuis que la fièvre typhoïde est bien établie comme entité clinique et anatomo-pathologique, les lésions qui peuvent se produire, durant son cours, sur les parois de la bouche, du pharynx et du larynx, n'ont pas laissé d'attirer l'attention des cliniciens.

L'angine érythémateuse se trouve dans la plupart des cas, l'angine catarrhale et l'angine pultacée peuvent également s'observer ; plus rarement on rencontre de l'herpès, de la diphtérie, du muguet.

Enfin, viennent les lésions ulcéreuses proprement dites ; parmi ces dernières, celles qui se présentent avec des symptômes bruyants, qui entraînent de la douleur, de la dysphagie, qui sont capables de produire sur les organes où elles siègent des destructions importantes et qui réclament pour elles seules une thérapeutique spéciale, ont toujours été les plus remarquées.

Les ulcérations que nous voulons étudier dans le cours de ce travail sont plutôt un incident qu'une complication de la fièvre typhoïde; les symptômes locaux auxquels elles donnent lieu sont presque nuls, mais leur marche est intimement liée à celle de la maladie, c'est là leur particularité la plus intéressante.

Nous voulons trancher ici, pour n'être plus obligé d'y revenir, une question de terminologie; nous appelons buccales, en nous plaçant au point de vue de l'anatomie topographique, les ulcérations localisées à la partie antérieure des piliers antérieurs; certains auteurs appelleraient pharyngées ces mêmes ulcérations en se basant sur l'analogie de structure histologique des piliers et du pharynx.

Ceci dit, voici dans quel ordre nous traiterons notre sujet : Dans un premier paragraphe, nous exposerons sommairement l'historique de la question, puis nous étudierons les caractères des ulcérations bucco-linguales, leur séméiologie, leur évolution dans les rapports qu'elle présente avec les débuts et la guérison de la fièvre; leur pronostic et leur fréquence, leur diagnostic, leur traitement et enfin leur anatomie pathologique.

Nous sommes redevables à M. le professeur agrégé Devic, en outre de l'idée première de ce travail, de la plupart des observations qui en font la base; aussi est-ce à lui que s'adresseront tout d'abord nos remerciements ; nous n'oublierons jamais l'excellent accueil que nous avons, en toute circonstance, trouvé près de lui.

Que M. le professeur R. Tripier reçoive l'expression de notre gratitude pour l'honneur qu'il nous fait d'accepter la présidence de cette thèse.

Nous remercions M. le professeur Bard et M. le Dr H. Mollière pour les observations qu'ils ont bien voulu nous communiquer.

Il nous est aussi très doux de pouvoir, en cette occasion, remercier ceux de nos maîtres, civils et militaires, qui nous ont porté quelque intérêt pendant notre séjour à l'École.

Enfin, que nos camarades reçoivent le témoignage de notre plus vive sympathie.

---

# DES
# ULCÉRATIONS BUCCO-LINGUALES
## DANS LA FIÈVRE TYPHOÏDE

**— Leur valeur pronostique. —**

## I. — HISTORIQUE

Huxham, en 1768, dans son *Essai sur les fièvres*, signale l'apparition possible d'aphtes au cours de la fièvre typhoïde, il dit qu'elles sont suivies de difficulté d'avaler, de douleur et d'ulcérations de la gorge.

Forget dans son *Traité de l'entérite folliculeuse* les mentionne encore. Les aphtes, dit-il, et parfois la stomatite pultacée accompagnent l'entérite folliculeuse dont ils constituent un épiphénomène plutôt qu'une complication.

Louis note que sur les sujets morts de fièvre typhoïde 1/6 présente du côté du pharynx des lésions dont la plus fréquente est l'ulcération. Cette ulcération bien que n'étant pas spécifique de la fièvre typhoïde constitue un caractère anatomique secondaire très important de la maladie ; en effet, sur soixante-dix autopsies de malades morts d'affections aigües, parmi lesquelles la variole n'est pas comptée, il n'est noté aucun cas d'ulcérations du pharynx.

Dittrich, 1845, relate sur huit autopsies l'existence dans un cas de lésions du pharynx, mais sa description est assez brève.

Murchison décrit les ulcérations du pharynx siégeant dans la partie inférieure de cet organe, il montre que quand il n'y a pas ulcération on trouve parfois la membrane muqueuse plus injectée qu'à l'état normal et recouverte d'une fausse membrane diphtéritique et quelquefois le tissu sous-muqueux infiltré de sérum ou de pus.

MM. Cornil et Ranvier, dans leur *Manuel d'anatomie pathologique*, les décrivent exactement, ils étudient le processus dans ses phases de congestion de tuméfaction et d'ulcération.

M. Bouveret (*Annales des maladies de l'oreille et du larynx*, 1876) donne l'observation d'un cas de fièvre typhoïde dans lequel au neuvième jour on constate sur les piliers antérieurs à leur union avec le voile, deux ulcérations l'une à droite, l'autre à gauche symétriques et présentant toutes les deux les mêmes caractères. Ces ulcérations nettement découpées à bords taillés à pic à fond gris jaunâtre, furent douloureuses pendant les trois jours qui suivirent leur apparition elles ne furent pas accompagnées d'engorgement appréciable des ganglions sous-maxillaires et guérirent en même temps que la maladie.

Dérignac (thèse de Paris, 1883) étudie tant au point de vue clinique qu'anatomo-pathologique les ulcérations de toutes natures qui peuvent se produire dans le cours de la fièvre typhoïde. Nous verrons dans le cours de ce travail en quoi les opinions émises par cet auteur divergent des nôtres.

Siredey (thèse de Paris, 1883) étudie seulement au

point de vue anatomo-pathologique les lésions du tissu lymphoïde dans la fièvre typhoïde ; il donne un examen microscopique d'ulcération linguale.

Enfin, M. Roque (*Province médicale*, janvier 1891), après une excellente étude d'ensemble de la question des ulcérations pharyngées et laryngées de la fièvre typhoïde, établit la part qu'il faut attribuer aux associations infectieuses dans la production de ces lésions.

## II. — CARACTÈRES DES ULCÉRATIONS

**Localisations.** — Les points les plus fréquemment atteints dans la fièvre typhoïde par les ulcérations, dont nous faisons l'étude sont :

1° Les piliers antérieurs au point où, dans le décubitus dorsal, la langue vient reposer. Cette localisation est de beaucoup la plus fréquente, nous la rencontrons onze fois dans les treize cas dont nous donnons les observations ; les ulcérations peuvent porter sur un pilier seulement ou sur les deux à la fois ; les lésions symétriques sont les plus fréquentes ;

2° Les parties postérieures et latérales de la langue en contact avec les ulcérations des piliers peuvent présenter les mêmes lésions que ces derniers, le fait s'est rencontré quatre fois (obs. I, III, IV et V) ;

3° La langue sur ses bords, à des parties plus voisines de la pointe, peut être atteinte d'ulcérations ; le point où dans ce cas siège la lésion correspond toujours à un chicot ou à une dent cariée; les observation II, VIII et XI sont des exemples de cette détermination;

4° Enfin, une fois nous trouvons une ulcération de la face antérieure du voile (obs. IX), et une fois des ulcérations siégeant sur les piliers postérieurs (obs. XII). Dans ces deux cas, les piliers antérieurs étaient également atteints.

**Conformation et aspect.** — La forme des ulcérations typhiques varie, quelque peu suivant le point où elles siègent. Les ulcérations des piliers antérieurs sont rondes ou ovales; leurs dimensions varient entre 2 et 10 ou 15 millimètres de diamètre; les plus grandes sont parfois le résultat de la fusion entre elles de plusieurs petites.

Les ulcérations des parties postérieures et latérales de la langue présentent le même aspect que celles des piliers; les ulcérations qui siègent sur des parties plus voisines de la pointe sont plus allongées et plus étroites, ce qui s'explique facilement par la minceur du bord de l'organe en cette région.

La muqueuse, qui entoure les ulcérations, présente une zone assez étroite de rougeur inflammatoire plus ou moins accentuée. Les ulcérations sont taillées à pic, leurs bords ne sont pas décollés, leur fond légèrement sanieux présente, la plupart du temps, une coloration grise ou gris jaunâtre, dans l'observation XIII pourtant, le fond était rouge.

Bien que, nettement découpées, ces ulcérations sont très superficielles, ce sont de simples exulcérations qui semblent n'intéresser que les premières couches de la muqueuse. Les ulcérations qui siègent sur les piliers antérieurs sont encore moins profondes que celles qui siègent sur les parties latérales de la langue voisine de la pointe. De plus, comme elles sont souvent recouvertes d'un enduit muqueux assez épais et cachées par la base de la langue, on comprend qu'à un examen rapide, si l'on n'a pas soin et d'abaisser fortement la langue et de déterger la région, elles puissent très bien passer inaperçues. Quand on touche ces ulcérations, on ne perçoit à leur base absolument aucune trace d'induration ; nous reviendrons à ce caractère à propos du diagnostic.

## III. — SÉMÉIOLOGIE

Les ulcérations buccales ne révèlent souvent leur existence par aucun symptôme douloureux. Par exception le malade de l'observation XII a présenté pendant deux jours un peu de gêne dans la déglutition au début de la lésion ; dans l'observation publiée par M. Bouveret en 1876, le malade n'accusa de douleurs que pendant trois ou quatre jours.

La malade de l'observation I se plaignit de souffrir de la gorge en plein cours de sa maladie ; on peut aussi bien attribuer cette douleur à la pharyngite diffuse qui accompagne très fréquemment la fièvre, qu'à l'ulcération.

Bien que la douleur n'existe pas spontanément, les parties ulcérées sont toujours un peu plus sensibles au contact que les autres.

On peut donner comme explication de l'indolence des lésions, d'abord leur superficialité : peut-être aussi doitou tenir compte de l'état de prostration du malade qui l'empêche de prêter attention à une légère douleur, de la même façon qu'elle l'empêche de réagir à une excitation extérieure peu intense.

Les ulcérations dont nous nous occupons ne sont pas accompagnées d'adénopathie. A grand'peine, dans l'observation XIII, a-t-on pu trouver un ganglion rétro-maxillaire gauche légèrement tuméfié et peu sensible à la pression. Or, dans ce cas, le malade auquel a trait l'observation présentait une très mauvaise dentition : on doit donc penser à la possibilité d'une infection secondaire par les saprophytes de la bouche et cela particulièrement quand on a affaire à des ulcérations du bord de la langue, en des points de contact avec une dent cariée.

Contrairement à ce que nous avons couramment observé, Dérignac signale comme symptômes presque constants des ulcérations des piliers et du pharynx attribuées par lui au processus typhique, et la douleur, et le retentissement ganglionnaire.

Nous ne pouvons que nous étonner de voir considérer comme rare l'espèce d'ulcération que nous avons rencontrée de beaucoup le plus fréquemment.

Cet auteur, bien qu'admettant la possibilité de l'existence d'ulcérations indolentes (il en donne deux observations), a-t-il négligé d'examiner systématiquement la gorge de tous les typhiques qui passaient sous ses yeux ? C'est fort probable.

Enfin, des ulcérations douloureuses qui, à leur début, simulent à s'y méprendre des lésions herpétiques, diphtéritiques, syphilitiques, tuberculeuses de la gorge, peuvent-elles bien être le fait du processus typhique pur ? Ne s'agit-il pas là, plutôt, d'infections secondaires qui, dans les observations de Dérignac, se sont trouvées d'évoluer en même temps que la fièvre typhoïde?

La part qui peut revenir aux infections secondaires dans certains cas de lésions ulcéreuses du pharynx a été bien établie par M. Roque dans le travail qu'il a fait paraître à ce sujet en 1891 dans la *Province médicale*. Voici, en peu de mots, les faits qui permirent d'établir cette distinction.

Deux malades entrent salle Saint-Augustin l'un le 19, l'autre le 24 octobre 1890, en cours de fièvre typhoïde; tous deux présentent sur les piliers antérieurs du voile du palais et sur le pharynx des ulcérations qui chez le premier avaient été précédées de vésicules semblables à celle de l'herpès. Les deux malades présentent, comme symptômes, une sensation de brûlure et de constriction de la gorge, une dysphagie intense. Puis, quand on les baigne, surviennent des accès de suffocation et de toux spasmodique indices de l'extension de la lésion au larynx, la voix est éraillée et pénible, bref les malades meurent tous deux au milieu d'accès de suffocation. A l'autopsie on trouve, outre les ulcérations des piliers et du voile, des ulcérations du pharynx et du larynx; du côté de l'intestin on peut constater que chez le premier malade les ulcérations des plaques de Peyer étaient en voie de réparation chez le premier, non cicatrisées chez le second.

Cinq typhiques se trouvaient à cette époque dans la salle, ils étaient dans la période de déclin de la maladie, soit même entrés en convalescence franche. Ils furent tous contagionnés du fait du séjour dans la salle des deux malades précédents et présentèrent du côté de la gorge des lésions ulcéreuses qui guérirent du reste grâce à l'emploi de pulvérisations de liqueur de van Swieten. Nous ne saurions mieux faire que de reproduire ici les conclusions inspirées à l'auteur par l'étude de ces cas.

« Nous croyons qu'il s'agit ici d'une infection secondaire surajoutée ; et si, cette infection n'a frappé que les malades déjà en pleine évolution de dothiénentérie, voici, croyons-nous, quelle en est la raison ?

« Il semble d'après les recherches les plus fréquentes que les manifestations laryngées et pharyngées de la fièvre typhoïde sont presque la règle. Les cas où ces déterminations évoluent et arrivent à l'ulcération sont très rares, mais il y a d'une façon constante de l'inflammation des follicules clos du larynx et du pharynx.

« Cette inflammation le plus souvent n'évolue pas, mais elle ne crée pas moins, sur le larynx et le pharynx de ces malades, des points faibles, moins résistants, doués d'une vitalité moins grande et plus disposés à être envahis par un microbe étranger. C'est, croyons-nous, à la faveur de cette lésion obscure, latente, préexistante pourtant, que l'infection secondaire apportée par notre premier malade a pu envahir tous nos typhiques, alors qu'elle épargnait tous les autres malades de la salle. »

Un bon nombre de lésions gutturales attribuées par Dérignac au processus typhique semblent bien devoir rentrer dans le cadre tracé par M. Roque : nous les voyons débuter par des vésicules herpétiformes, donner naissance à de la dysphagie à une sensation de sécheresse et de brûlure dans la gorge ; elles peuvent être suivies de décollement de la muqueuse, d'infiltrations séreuses ou purulentes du tissu cellulaire sous-jacent.

Dans les cas rapportés par Dérignac, nous ne voyons pas il est vrai, d'exemple de contagiosité des lésions, mais pour que cette contagion puisse se produire il faut un ensemble de conditions qui ne sont pas toujours réalisées ; il faut d'abord la réunion dans un même local de malades en puissance de fièvre typhoïde ; il faut aussi peut-être une virulence particulièrement forte de l'agent, quel qu'il soit, cause de l'infection secondaire.

En tout cas, on est tenté de considérer comme manifestation d'un même processus les lésions qui se présentent avec un ensemble morphologique et symptomatologique toujours le même, plutôt que celles qui se présentent sous de nombreux aspects cliniques.

Ajoutons en dernier lieu, comme séméiologie tardive des ulcérations que nous étudions, qu'elles n'ont jamais été suivies de paralysie du voile du palais.

## IV. — ÉVOLUTION

L'évolution des lésions buccales est liée d'une façon intime à celle du processus typhique : elles apparaissent et guérissent à des époques qui sont sensiblement celles de l'ulcération et de la cicatrisation des plaques de Peyer.

**Apparition des lésions buccales.** — Nous donnons, dans le tableau suivant, les dates auxquelles a été constatée la présence des ulcérations.

| Observation. | Date de la constatation des ulcérations. | Entrée à l'hôpital. |
|---|---|---|
| I | 10ᵉ jour | 8ᵉ jour |
| II | 10ᵉ — | 10ᵉ — |
| III | 13ᵉ — | 10ᵉ — |
| IV | 10ᵉ — | 10ᵉ — |
| V | 10ᵉ — | 10ᵉ — |
| VI | 9ᵉ — | 7ᵉ — |
| VII | 13ᵉ — | 11ᵉ — |
| VIII | 10ᵉ — | 10ᵉ — |
| IX | 13ᵉ — | 10ᵉ — |
| X | 11ᵉ — | 8ᵉ — |
| XI | 17ᵉ — | 6ᵉ — |
| XII | 9ᵉ — | 9ᵉ — |
| XIII | 11ᵉ — | 5ᵉ — |

Si nous cherchons à établir, d'après les auteurs qui ont écrit sur la fièvre typhoïde, à quel moment se fait l'ulcération intestinale, nous voyons que la période du huitième au douzième jour, généralement admise comme celle de la production de cette lésion, n'a rien d'absolu.

Louis a trouvé des ulcérations chez des malades morts avant le huitième jour. Murchison a vu le travail ulcératif manifeste dès le deuxième jour, Boudet l'a trouvé très accusé au cinquième jour de la maladie ; Griesinger place entre le douzième et le vingt et unième jour l'époque de production de la lésion intestinale.

A côté des cas où l'ulcération a été précoce, on en a cité d'autres où l'intégrité des plaques de Peyer a été constatée jusqu'au vingt et unième et au trentième jour.

Dans nos observations, la date ultime de la constatation des ulcérations buccales est le dix-septième jour : l'ulcération ne se fût-elle produite qu'à cette époque, on pourrait encore admettre son analogie avec les ulcérations tardives de l'intestin, mais, ce qu'il y a de plus probable, c'est que, dans le cas particulier, la lésion existait bien avant qu'on ne l'eût constatée.

La malade de l'observation XI, dont l'ulcération linguale n'a été constatée que le dix-septième jour, n'avait pas subi d'examen local avant ce jour. Dans toutes les autres observations, on voit que les ulcérations sont constatées du huitième au treizième jour : cette dernière date peut être considérée en pratique comme la date ultime de l'apparition des lésions buccales. En somme, de ce qui précède on peut conclure que, si les ulcérations buccales peuvent présenter un retard sur les lésions intestinales, ce retard n'est pas considérable, et peut être nul.

**Marche et durée.** — Les ulcérations durent autant que la dothiénentérie elle-même ; elles disparaissent quand la convalescence s'établit d'une façon définitive.

*Fièvres simples.* — Dans tous les cas où la maladie a évolué d'emblée vers la guérison, on peut constater la cicatrisation des ulcérations quand survient l'apyrexie. Nous avons noté la date de la guérison des ulcérations sur tous les tableaux ou tracés de températures annexés aux observations, on peut ainsi facilement constater la simultanéité de la guérison des lésions buccales et de la chute thermique.

*Fièvres avec rechute.* — Dans les cas où la première fièvre a été suivie d'une rechute, les ulcérations buccales ne se sont cicatrisées que quand la température est tombée pour la seconde fois pour ne plus se relever. Ce fait présente un intérêt pratique qu'il nous appartient de faire ressortir ici.

Tout le monde sait que, dans toute fièvre typhoïde, arrive à une période pendant laquelle la température est normale le matin et oscille le soir autour de 38 degrés, à ce moment, en général, tous les symptômes typhiques se sont amendés parallèlement à l'abaissement de la température, et la question que se pose le médecin est de savoir si le malade va entrer en convalescence ou si, au contraire, après quelques jours de cet état, on n'aura pas à observer une rechute.

Tous ceux qui ont eu à traiter des typhiques savent bien quelles hésitations on éprouve pour se prononcer à cette période dans un sens ou dans l'autre. Des principaux signes qu'on a donnés, en effet, comme pouvant faire soupçonner l'éventualité d'une rechute, pas un n'est critique. L'évolution de la première fièvre, d'une façon générale, ne présente rien de particulier dans ses allures et dans sa marche; elle est de durée variable, en général courte.

**Les taches rosées.** — D'après West et Trousseau, abondantes dans les fièvres graves, devraient être discrètes dans la fièvre qui doit être suivie de rechute : les faits ne sont pas d'accord avec cette assertion.

**Diarrhée et constipation.** — Maclagan dit que les rechutes ont été observées quand la diarrhée, légère à

[1] Nous parlons des typhoïdes traitées par les bains froids.

la première phase, a fait place, pendant la période intercalaire, à de la constipation ; Tuckwell et Murchison ont démontré que cette opinion n'était pas fondée.

**L'albuminurie** peut exister ou être absente.

**La température**, à la période initiale, ne peut pas fournir de renseignements ; des irrégularités de la courbe dans le cours du deuxième septenaire devraient, d'après Wunderlich, faire craindre une rechute.

Dans la période intercalaire on ne constate jamais de températures normales et régulières. Pour qu'on puisse dire que la température est normale et régulière, il faut qu'en plus de l'apyrexie, au sens absolu du mot, la température du matin ne soit jamais égale ou plus élevée que celle du soir, il doit y avoir une différence de 0°5 environ en faveur de la dernière ; de plus, il faut que toutes les températures du matin soient sensiblement égales entre elles ; les températures du soir doivent offrir la même uniformité.

On a voulu faire d'une polyurie avec élimination abondante de matériaux solide, un signe critique de la guérison, de la fièvre typhoïde ; cette polyurie est le symptôme d'une défervescence suivie ou non de rechute. Gerhardt et Hénoch ont noté souvent pendant la période intercalaire la persistance de la tuméfaction de la rate.

Enfin, vient **l'appréciation de l'état général** qui pendant la période intercalaire laisserait à désirer, on observerait de la fréquence du pouls, des troubles des voies digestives (langue non complètement dépouillée, diarrhée ou constipation, faim non en rapport avec l'état de la température et de la langue) une pâleur plombée de la face. Cette appréciation dont la grande valeur, au point de vue pronostique, a été mise en relief par M. Tripier, présente, on le comprend, beaucoup plus de difficulté que la constatation d'un signe physique bien net.

Or, de l'examen des observations que nous apportons dans le cours de ce travail, il résulte que, lorsque le typhique a présenté une des ulcérations ci-dessus décrites, on pourra, arrivé à cette période d'indécision que nous avons signalée, trouver dans la marche de cette ulcération un signe permettant d'affirmer dans quel sens va se produire l'évolution du processus morbide.

Nous donnons ici les observations relatives aux trois cas de rechute que nous avons pu trouver. La malade de l'observation III nous a seule présenté une première atteinte de peu d'intensité (le maximum thermique atteint au quatorzième jour a été de 39°4) et de peu de durée puisque la défervescence est survenue le dix-neuvième jour.

Les deux autres malades ont eu des fièvres qui ont dépassé 40 degrés et dont la durée a été de trois septenaires complets ; aucune irrégularité marquée n'a été notée dans le cours du deuxième septenaire : on pouvait donc bien s'attendre à voir survenir une guérison définitive quand s'est produite la première effervescence.

Pendant la période intercalaire, dans aucun des cas, la température n'a été ni normale, ni régulière. Cette irrégularité de la température peut être constatée dans tous les cas qui présentent une rechute, mais n'implique pas forcément la rechute, comme nous le verrons plus loin.

## Observation I

*Dothiénentérie chez une femme enceinte, avortement, rechute. — Ulcérations du pilier antérieur gauche et de la partie correspondante de la langue.*

Cette jeune femme est mariée depuis trois mois, elle se dit enceinte depuis deux mois et demi environ : la menstruation est arrêtée. Cette femme habite aux Charpennes et boit de l'eau d'un puits, qui a déjà fait contracter la fièvre typhoïde à plusieurs personnes. Le mari de la malade a été atteint le premier d'une dothiénentérie de moyenne intensité ; il a été traité dans le service de M. Mollière ; il n'a pas fait de rechute et n'a pas présenté d'ulcérations des piliers, ni de la langue.

La malade, depuis environ trois semaines, éprouve de la céphalalgie et de la lassitude, elle n'a pas eu d'épistaxis. Frissons répétés il y a huit ou dix jours ; néanmoins, la malade ne s'est alitée que le 4 août 1892 ; actuellement, lassitude très grande et céphalalgie assez intense. Diarrhée abondante depuis trois jours, gargouillements et douleurs généralisées dans tout l'abdomen.

*Sur le pilier antérieur gauche et à la partie postéro-latérale correspondante de la langue, ulcérations très nettes*; l'ulcération du pilier est franchement arrondie et occupe *exclusivement le pilier ; rien à l'amygdale ni au voile du palais*. Pas d'*altération de la voix ;* pas de *dysphagie*, ni d'*adénopathie*, le reste du pharynx ne présente *aucune lésion* . Pas de taches rosées, la rate ne semble pas volumineuse (matité de deux à trois travers de doigt).

Rien au poumon ni au cœur. Température rectale 40 degrés. Pouls, 100.

Les urines renferment une notable quantité d'albumine.

9 août. — Douleurs abdominales. La palpation démontre que la malade est réellement enceinte, l'utérus est gros, abaissé, en rétroversion, le col est ramolli, mais non entr'ouvrert; les douleurs

sont à la fois abdominales et lombaires, et peuvent faire craindre un avortement; pas d'utérorragies. Les bains sont bien supportés.

11 août. — La diarrhée a cessé, les lavements sont même nécessaires pour provoquer des selles. L'état de l'utérus est toujours le même; les douleurs qui avaient cessé, sont reparues ce matin; pas de vomissements.

13 août — Les douleurs lombaires ne sont pas reparues, la malade se plaint un peu de la gorge.

Même état local du pilier et de la langue. Pouls 112.

A 5 heures du soir la malade a avorté; l'œuf et le placenta sont sortis en même temps; il n'y a pas eu d'hémorragie notable. Pas d'abaissement de la température après cet avortement.

14 août. — La malade a souffert de l'abdomen toute la nuit, température toujours assez élevée. On ne baigne régulièrement qu'à 39°5. Glace sur le ventre. Rien au cœur.

15 août. — Diarrhée abondante, glaireuse. Glace sur le ventre.

16 août. — La diarrhée a diminué un peu. On recommence à baigner à 30 degrés. Pas de sang dans les selles, plus d'albumine. *Même état du pilier gauche*, l'ulcération ne s'est pas cicatrisée du tout.

17 août. — Douleurs vives aux pieds, surtout dans les orteils. Administration de 40 grammes de sirop thébaïque.

23 août. — L'état de la malade était bon depuis quelques jours. Il n'y avait plus de température, la malade mangeait un peu; mais l'ulcération n'était pas cicatrisée. Hier soir, la température est montée à 38°3. Diarrhée cette nuit, disparue ce matin. Température, 38°4.

29 août. — On constate depuis hier l'existence de quelques taches rosées; un peu de diarrhée sans coliques. L'utérus est revenu sur lui-même.

3 septembre. — La rechute est terminée. Apyrexie complète : 36°8. La rechute a duré juste un septenaire; aujourd'hui, sueurs abondantes.

L'ulcération de la langue a complètement disparu sans laisser de traces. Au pilier il n'y a plus qu'une *très légère exulcération*, toutefois encore *nettement visible*.

9 septembre. — La malade s'alimente bien ; un peu de constipation, plus d'albumine. Pas d'escarre, durant toute la durée de la maladie, simplement un petit abcès furonculeux de la nuque. L'utérus est bien revenu sur lui-même. Plus de traces de l'ulcération du pilier, il est impossible de dire où elle a siégé.

14 septembre. — Guérison complète, pas de paralysie du voile.

### Observation II

*Dothiénentérie. — Rechute. — Guérison (74 bains). Ulcérations linguales.*

G. M..., vingt ans, entrée le 8 avril 1895.

Parents vivants, en bonne santé. Aucun antécédent personnel.

Il y a dix jours environ la maladie a débuté par de violents frissons sans points de côté, ni expectoration, mais céphalalgie intense, un peu d'angine et épistaxis. Depuis, inappétence, insomnie et diarrhée. Un médecin appelé fait entrer le malade à l'hôpital.

A son entrée, la malade est dans un état de prostration assez marquée, l'inappétence continue ; soif vive, la langue n'est cependant pas sale, elle est saburrale, humide, rouge à la pointe et sur les bords. La diarrhée du début semble disparaître ; le ventre est toujours ballonné, pas de météorisme très prononcé, pas de gargouillement ni de douleur à la pression. Quelques taches rosées lenticulaires disparaissant momentanément sous la pression.

Pas de vomissements alimentaires, pas de selles sanguinolentes. Aucun trouble du côté du système nerveux. Pas d'escarres. Du côté des poumons légère submatité à droite et à gauche. Râles de congestion aux deux bases, diminution du murmure vésiculaire à droite principalement. Expectoration visqueuse, non franchement purulente.

Au cœur les bruits sont légèrement sourds et un peu précipités, dédoublement inconstant.

Pouls à l'entrée 120 ; aujourd'hui 20, il bat 118, les pulsations ne sont pas très fortes ; pas d'intermédiaires, pas de dicrotisme.

Zone de matité splénique un peu plus étendue que normalement, la rate est sensible, la palpation ne permet pas de la sentir sous le rebord des fausses côtes.

Pas d'ulcérations pharyngées ; *ulcération* sur le bord droit de la langue, en arrière au point où au repos *elle est en contact avec un chicot ;* cette ulcération est *indolente, ovalaire assez régulière, peu profonde, à fond grisâtre. Pas de retentissement ganglionnaire.* Rien aux piliers ; rien du côté gauche.

Beaucoup d'albumine dans les urines.

12 avril. — Le météorisme abdominal est toujours peu accentué ; pas de diarrhée, pas de douleur à la pression ; les taches rosées ont presque toutes disparu. Urines claires, renfermant une très minime quantité d'albumine.

L'auscultation du poumon dénote de gros râles surtout abondants à gauche. Pouls 104.

13 avril. — Pouls 112. *L'ulcération linguale existe toujours.*

14 avril. — On sent le bord inférieur de la rate. Pouls 108. Submatité à la base droite.

17 avril. — Pouls 88. Urines claires, plus abondantes, sans albumine. *Ulcération de la langue non modifiée.*

28 avril 1895. — Température 39°5. Depuis le 17 on avait cessé les bains ; le soir 40 degrés. On administre de trois heures en trois heures 1 gramme d'antipyrine puis des lavements froids. Température après le premier cachet 39°5, après le second 39 degrés, après le troisième 38°6.

29 avril. — 40 degrés. On baigne la malade.

2 mai. — Le traitement par les bains est réinstitué. Température assez élevée, mais pas de subdélirium. Pas de diarrhée, au contraire constipation surtout marquée pendant les jours qui ont précédé la rechute ; pas de nouvelles taches rosées. Météorisme modéré. Pouls constamment à 120.

La malade tousse peu. L'aphonie et la dysphagie de la première poussée ont disparu.

Du côté des poumons, sonorité moins marquée à droite qu'à

gauche, murmure vésiculaire plus faible à droite. *Pas d'ulcération nouvelle à la langue, mais l'ancienne n'a pas disparu,* elle est restée pendant toute la période d'apyrexie en état stationnaire torpide.

10 mai. — La rechute a évolué sans incidents, la malade a pris vingt-six bains, soit en tout soixante-quatorze.

L'ulcération linguale est complètement cicatrisée et depuis huit jours la cicatrice n'est plus visible.

Apyrexie absolue depuis huit jours.

Convalescence franche.

## Observation III

*Dothiénentérie au dixième jour. — Traitement par l'antipyrine. — Ulcération du pilier antérieur gauche et de la partie correspondante de la langue.— Rechute. — Traitement de Brand. — Hémorragie intestinale au huitième jour de la rechute.*

G. M., trente-cinq ans, rendeur de soie.

Entre le 20 avril 1895 dans le service de M. Josserand, à la Croix-Rousse.

Céphalalgie marquée. Diarrhée, sept à huit selles par jour, couleur jus de melon.

Douleurs abdominales violentes à peu près généralisées, langue assez bonne, bien qu'un peu sèche. Taches rosées en petit nombre, mais très nettes.

Antipyrine toutes les trois heures, 50 centigrammes quand la température dépasse 38°5, glace sur le ventre, compresses froides sur la tête.

3 mai. — On constate la présence d'*une ulcération de l'étendue d'une pièce de 20 centimes, ovale à grand axe longitudinal à fond grisâtre, à bords légèrement taillés à pic siégeant à la partie inférieure du pilier antérieur gauche,*

Rien à l'amygdale ni à la paroi postérieure du pharynx.

Sur la partie latérale *de la langue*, au point où au repos cet organe *est en contact avec l'ulcération décrite plus haut*, on en rencontre une autre moins étendue, mais offrant les mêmes caractères; *pas d'adénopathie rétro maxillaire.*

9 mai. — Le pouls reste très nettement dicrote, bien que la température ne dépasse pas 39 degrés; il bat 84 par minute.

Pas d'albumine dans les urines. Encore quelques taches rosées; à chaque lavement, quelques matières diarrhéiques.

Douleur du côté gauche pendant la déglutition.

10 mai. — *Le fond de l'ulcération est bourgeonnant et paraît marcher vers la cicatrisation.* Les douleurs de tête névralgiques qui avaient disparu avec la fièvre sont réapparues. Etat général bon.

14 mai. — Depuis le 12, la température est remontée progressivement, en même temps que la céphalalgie a disparu et que sont réapparues les douleurs abdominales.

*L'ulcération du pilier n'est pas disparue et est entourée d'une zone rouge violacée.*

L'appétit a diminué depuis hier.

On donne aujourd'hui des bains d'une durée d'un quart d'heure à vingt minutes quand la température dépasse 38 degrés.

16 mai. — Rechute depuis le 12, taches rosées au troisième jour en très grande abondance; le traitement par les bains est institué.

Les accès de névralgie faciale dont se plaignait le malade pendant les périodes d'apyrexie sont disparus depuis l'application du traitement de Brand.

*L'ulcération diminue, mais persiste encore.*

18 mai. — Etat général satisfaisant; la température se maintient au-dessus de 39 degrés.

*L'ulcération est à peu près disparue.*

20 mai. — Pendant le bain, légère colique, selle consistant en quelques matières fécales, mais surtout en sang qui a coloré assez fortement le bain.

Pas d'hémorroïdes.

Encore un peu de météorisme. Sur la fesse droite, petite escarre de la grandeur d'une pièce de 50 centimes.

Le dicrotisme a disparu. Pouls 101.

On supprime les bains et l'on donne 5 centigrammes d'extrait thébaïque.

29 mai. — Pas de nouvelle hémorragie intestinale. Malgré la suppression du traitement, l'état général est assez bon. La température, d'abord assez élevée, est redescendue ; depuis hier, la température n'a été qu'une fois au-dessus de 38 degrés. Après l'hémorragie intestinale, le malade est resté quatre jours sans selles ; le 24, une selle assez abondante. Aujourd'hui autre selle après quatre jours de constipation.

*L'ulcération constatée sur le pilier antérieur gauche n'est pas encore cicatrisée ;* son fond est rougeâtre, entouré d'un petit liseré blanchâtre.

31 mai. — *L'ulcération est cicatrisée ; on constate seulement à sa place la persistance d'une teinte blanc-opalin.*

1er juin. — Température 36°8.

Urines troubles, renfermant du mucus, pas d'albumine ; douleurs pendant la miction ; pas de pollakiurie. Petit furoncle à la fesse droite ; desquamation furfuracée presque généralisée.

7 juin. — Le malade a eu à treize ans des accès d'impaludisme, il habitait en Bresse ; il eut des accès pendant dix-huit mois.

La névralgie faciale dont il se plaignait avant sa fièvre, puis plus tard pendant la période d'apyrexie qui a coupé la maladie, a débuté, il y a deux ans, et n'a jamais été traitée par la quinine, mais par l'antipyrine qui n'a d'ailleurs produit aucun soulagement.

Depuis deux jours, petits accès nocturnes de névralgie faciale ; hier au soir, accès plus intense et élévation de la température à 38°5.

Ce matin, température normale, rien de particulier, sauf de la constipation depuis deux jours

*Ulcération absolument disparue.* Etat général excellent.

Le furoncle de la fesse droite est en voie de guérison.

12 juin. — La convalescence suit son cours. On a administré

régulièrement la quinine à la dose de 75 centigrammes chaque nuit vers 4 heures. Les accès névralgiques ont diminué d'intensité et peu à peu ont disparu depuis deux jours.

Le malade sort.

Revu le 12 juillet, pas de paralysie du voile, rien au pilier. Augmentation de poids marquée.

L'observation IV, dans laquelle nous voyons la maladie évoluer d'une façon autre que les cas précédents, prouve encore de quelle utilité a été l'examen de l'ulcération à un moment où la température était irrégulière, l'état général indécis et où rien ne permettait d'affirmer que le malade n'allait pas avoir une rechute quand la température a commencé à se relever de nouveau.

### Observation IV

*Dothiénentérie. — Ulcérations bilatérales des piliers antérieurs et de la langue aux parties correspondantes.*

L. A.., trente-deux ans, domestique, entrée à l'hôpital le 13 juillet 1891.

13 juillet. — Rien d'intéressant à relever dans les antécédents de cette malade, pas d'affections antérieures. Elle est domestique dans la maison de santé du Dr E..., où n'était en traitement aucun malade atteint de fièvre typhoïde. Il est impossible de découvrir le mode de contagion.

La maladie a débuté le 3 juillet 1891 par de violents maux de tête et par des douleurs vagues dans l'abdomen. Perte de l'appétit, dégoût des aliments, constipation opiniâtre, sensation de lassitude extrême. Malgré ce mauvais état général, la malade ne prit le lit que le 9 juillet, abattue par une fièvre de 40 degrés, rebelle à la quinine, qui durait depuis plusieurs jours.

Conduite à l'hôpital le 13 juillet, elle présente tous les signes de la dothiénentérie. Ce matin, elle a mouché du sang. Apparition de taches rosées lenticulaires au nombre de 8 ou 10. Ballonnement du ventre, un peu de douleur à la pression dans la fosse iliaque droite; pas de gargouillements, ni provoqués par la pression, ni spontanés. Constipation et céphalalgie persistantes. Langue sèche, âpre, rouge sur les bords et à la pointe. La malade ne présente que très légèrement le facies typhique, pas d'obnubilation de l'intelligence. Visage inerte, abattu et triste. Réflexe rotulien exagéré.

La rate est un peu augmentée de volume. A l'auscultation, quelques ronchus aux bases. Pharynx uniformément rouge; *à la base des piliers antérieurs, petites ulcérations à fond grisâtre, de forme elliptique, peu profondes, à bords réguliers, non décollés.* Au point correspondant à la partie postérieure et latérale de la langue, on trouve des ulcérations identiques, un peu douloureuses. Bonne dentition.

15 juillet. — Pas de selles sans lavement depuis le début de la maladie; constipation opiniâtre. *Pas de modification dans l'aspect ou l'étendue des ulcérations qui sont indolores. Pas de réaction ganglionnaire.*

17 juillet. — Diarrhée depuis hier. La malade s'alimente mal, sous prétexte qu'elle vomit. Le météorisme abdominal s'est accentué. Température de 40°3. La céphalée a disparu dès les premiers bains.

18 juillet. — Diarrhée claire, jaunâtre, le pouls bat 100 à la minute, la malade ne saute aucun bain. A chaque retour du bain, un peu de toux.

21 juillet. — Dans l'espace de vingt-quatre heures, la malade a sauté six bains.

24 juillet. — La malade n'a pris aucun bain, ni aujourd'hui, ni hier; pas de diarrhée. *Les ulcérations des piliers et de la langue n'ont presque pas changé d'aspect.*

5 août. — La convalescence débute sans incidents; *les ulcérations bucco-linguales persistent, surtout sur les piliers antérieurs,* mais plus petites, plus superficielles. Pendant leur évolution, elles n'ont *amené ni dysphagie, ni adénopathie.*

14 août. — La malade prend des potages et quelques aliments liquides. Les ulcérations des piliers sont aujourd'hui *tout à fait cicatrisées;* on n'aperçoit plus aux points où elles existaient *qu'une teinte légèrement opaline*, les ulcérations de la langue ont complètement disparu ; il ne s'en est produit sur aucun autre point de la langue ni du voile. La voix n'a jamais été modifiée dans son timbre. Il n'y a rien du côté du poumon. Jamais d'escarres.

23 août. — L'élévation de température qui s'est produite ces deux jours derniers (38°4 et 39°6) ne semble pas être le fait d'une rechute. Pas de diarrhée, pas de taches rosées, aucune suppuration cutanée, langue dépouillée ; les ulcérations n'ont pas reparu.

28 août. — La fièvre a duré trois jours seulement ; le début a coïncidé avec les premiers aliments carnés.

Guérison absolue. — La malade a été revue quinze jours après sa sortie, elle allait très bien.

## V. — PRONOSTIC ET FRÉQUENCE

Sur toutes les observations que nous avons réunies, il n'y a qu'un cas de mort ; faut-il en conclure que les ulcérations se voient surtout dans les fièvres bénignes ? Non on ne peut l'affirmer ; il faudrait pour cela une statistique portant sur un grand nombre de cas de fièvre, toutes traitées dans le même service.

La proportion exacte de fièvres typhoïdes accompagnées de lésions bucco-linguales, pour être établie, demanderait un examen méthodique de tous les typhiques à ce point de vue. L'indolence de ces ulcérations, leur séméiologie très effacées tendent à faire croire qu'elles ont dû passer très souvent inaperçues, ce qui explique que peu d'auteurs les ont mentionnées.

Il ne semble pas que ces ulcérations s'observent dans un sexe plutôt que dans l'autre, elles n'ont été jusqu'ici observées que chez des adultes, mais il est probable que, si l'on examinait à ce point de vue les enfants dont le système lymphatique est si facilement touché, on les rencontrerait.

Les cas que nous avons observés ont toujours été disséminés, jamais nous n'avons rencontré de contagion.

## VI. — DIAGNOSTIC

Le diagnostic des ulcérations typhiques que nous avons décrites sera toujours facile à faire si l'on ne veut pas sortir du cadre bien déterminé que nous avons tracé.

Jamais nous n'avons été embarrassé comme l'a été Dérignac par les ulcérations douloureuses, au point de ne pouvoir établir leur nature que par l'existence des symptômes de la fièvre typhoïde.

Or, les lésions étudiées par cet auteur ont parfois précédé l'élévation thermique et les symptômes typhoïdes, elles étaient accompagnées d'adénite ; on comprend, dans ce cas, les diagnostics de tuberculose pharyngée, de syphilis, d'herpès, de diphtérie entre lesquels on avait hésité tout d'abord.

Les ulcérations typhiques que nous avons étudiées ont toujours été constatées à une époque où la dothiénentérie était bien caractérisée, leur indolence, leur manque de retentissement ganglionnaire et l'absence absolue d'induration du point où elles siègent pouvaient, *a priori*, faire éloigner l'idée de tuberculose ou de syphilis.

La dénomination d'aphte que l'on applique trop facilement à toutes les ulcérations bénignes et non accompagnées de tuméfaction ganglionnaire ne saurait convenir ici.

Les aphtes, bien que bénignes, sont très douloureuses et s'accompagnent d'une sputation abondante; elles se localisent rarement au niveau du gosier, siègent de préférence sur la face interne des lèvres, dans le sillon gingivo-labial supérieur et dans l'inférieur, sur la langue, près de sa pointe, sur ses bords et au niveau du frein, derrière l'arcade dentaire supérieure et sur la voûte palatine.

## VII. — TRAITEMENT

Le traitement des ulcérations dans les cas que nous avons observés s'est réduit à peu de chose. On s'est contenté de gargarismes boriqués ; l'inutilité des cautérisations est bien montrée par ce fait que nous n'avons jamais observé de complications, notamment jamais de suppurations sous-muqueuses.

## VIII. — ANATOMIE PATHOLOGIQUE

Les ulcérations typhiques qui nous occupent étant très superficielles sont difficiles à reconnaître sur le cadavre ; les tissus sains qui les environnent se ratatinent et se tassent, de sorte qu'on laisserait facilement passer les lésions si l'on n'était pas prévenu à l'avance de leur situation pendant la vie. Nous n'apportons ici qu'un examen *post mortem* des lésions, c'est celui d'un malade dont l'observation porte le numéro VIII et qui présenta pendant sa maladie une ulcération du bord droit de la langue : voici ce que nous a permis de constater l'examen microscopique de cette ulcération. La perte de substance est tout à fait superficielle, elle n'entame pas les papilles du derme.

Outre la disparition de la partie superficielle de la muqueuse, on constate sur diverses coupes des signes d'une inflammation assez marquée de la muqueuse et des tissus sous-jacents, se propageant même jusque dans la couche musculaire de l'organe : l'inflammation était caractérisée par la présence d'un grand nombre de cellules jeunes, tassées les unes contre les autres, dont les noyaux étaient vivement colorés par le carmin. En plusieurs places existait du tissu conjonctif à un état peu avancé de son développement ; il n'était pas plus abondant autour des vaisseaux qu'ailleurs : sur toutes les coupes d'ailleurs les parois vasculaires ne paraissaient pas altérés, leur lumière était simplement gorgée de sang. Ces coupes ont été comparées avec celles provenant d'une lésion linguale prise chez un malade ayant succombé à une pneumonie ; les lésions étaient absolument semblables dans les deux cas.

Sur les coupes de l'ulcération linguale du typhique nous n'avons trouvé aucun point rappelant du tissu adénoïde normal ou pathologique, Siredey rapporte l'examen microscopique fait par lui d'une ulcération de la pointe de la langue survenue chez un typhique qui a permis de constater une ulcération plus profonde que la nôtre, mais qui ne présentait pas trace de tissu lymphoïde.

Pour ce qui concerne les ulcérations des piliers antérieurs nous ne pouvons apporter aucun document personnel.

Barth et Siredey qui se sont occupés de déterminer les localisations du tissu lymphoïde en signalent la présence à la face antérieure de ces organes, particulièrement à leur base. Mais, les ulcérations de la pointe de la langue en sont un exemple, la présence de ce tissu n'est pas nécessaire à la production d'une lésion qui naît et guérit en même temps que la dothiénentérie.

Dérignac après Cornil et Ranvier, décrit à leur période d'infiltration et à leur période d'ulcération les lésions des follicules lymphoïdes de la gorge qu'il a étudiées dans sa thèse.

Mais, outre la question que nous nous sommes déjà posée de savoir si ces lésions devaient être attribuées au processus typhique ou à une infection concomitante, nous avons à ajouter que l'on ne trouve pas spécifié par l'auteur sur quels points de la gorge ont porté les coupes dont il donne la description. Or dans deux cas qui lui ont fourni matière à examen et dont il donne les observations (obs. VI et VII) nous voyons que les ulcérations siégeaient, en même temps que sur le voile du palais, dans un cas sur l'amygdale et dans l'autre sur la paroi postéro-latérale du pharynx.

Ainsi donc, pour ce qui a trait aux ulcérations des piliers antérieurs, tout est encore à faire: néanmoins d'après l'aspect superficiel qu'elles présentent, il est peu probable qu'elles soient dues à l'élimination d'un follicule lymphoïde.

Peuvent-elles être symptomatiques de l'infiltration d'un organe lymphoïde sous-jacent? C'est une hypothèse qui autorise jusqu'à un certain point le fait qu'à la langue l'inflammation s'étendait profondément au-dessous de l'ulcération.

## IX. — ETIOLOGIE ET PATHOGÉNIE

Nous n'avons pas entrepris de recherches bactériologiques à l'effet de savoir si les lésions par nous décrites sont dues à la localisation du bacille typhique aux points où elles se produisent : nous croyons que la question ne peut que gagner à la division du travail ; le plus important était, nous l'avons pensé, d'établir d'abord un type clinique bien net pouvant servir de base à des recherches ultérieures.

Que les ulcérations bucco-linguales soient dues à une action directe du bacille typhique ou à une diminution de la vitalité des tissus causée elle-même par l'altération de la lymphe et du sang, nous voyons intervenir comme condition secondaire de la production de ces lésions, la pression ou le traumatisme.

M. Tripier a beaucoup insisté dans son enseignement sur ce fait corroboré par nos observations que les lésions des parties antérieures et latérales de la langue se produisent toujours et exclusivement au point où un chicot ou une dent cariée est en contact avec l'organe : suivant que la dent cariée se trouve à la mâchoire supérieure ou à la mâchoire inférieure, l'ulcération se rapprochera de la face supérieure ou inférieure de la langue.

Aux piliers antérieurs, ce sont les points pressés par les parties postérieures et latérales de la langue, qui s'ulcèrent : enfin, les parties de la langue qui exercent la pression, sont assez fréquemment, nous l'avons déjà dit, atteintes d'ulcération.

### Observation V

*Dothiénentérie chez une nourrice. — Ulcération unilatérale droite du pilier antérieur et de la langue au point correspondant.*

C. H..., vingt-trois ans, ménagère.

Entrée le 23 août 1891, à l'Hôtel-Dieu.

*Antécédents.* — Rougeole à l'âge de douze ans, bonne santé habituelle : réglée à quatorze ans, toujours assez régulièrement, mariée l'année dernière ; accouchement le 3 juillet 1891 d'un enfant vivant bien portant.

24 août 1891. — Il y a dix jours la malade fut prise d'un violent mal de tête qui persista les jours suivants ; pas d'épistaxis.

Trois jours après le début de la maladie, apparurent des frissons qui se répétèrent le lendemain et la diarrhée s'établit ; pas de vomissements. Lassitude extrême, courbature ; la malade est obligée de s'aliter. Actuellement la céphalalgie a disparu, la faiblesse est moins grande, la diarrhée persiste. Le ventre n'est pas ballonné ; pas de douleur à la pression dans la fosse iliaque ; quelques gargouillements.

Sur la paroi abdominale, taches rosées bien nettes, assez abondantes ; rate un peu augmentée de volume.

Langue blanche au centre, rouge sur les bords, assez humide. *Ulcération du pilier droit et de la partie correspondante de la base de la langue.* Rien au cœur. Pouls régulier et assez fort. Température = 39°6.

Aux poumons, un peu de catarrhe aux bases. Urines claires, contiennent de l'albumine en assez grande quantité.

26 août. — Suppression de l'allaitement le 19 août. Aujourd'hui les seins ne sont plus très gonflés, mais à la pression on fait sortir un jet de lait assez abondant des deux côtés.

30 août. — La malade se plaint de vives douleurs dans les pieds, mais supporte néanmoins bien les bains. Urines moins

albumineuses, polyurie marquée; la malade s'alimente bien, la diarrhée persiste, mais moins abondante.

Le météorisme a diminué ; *l'ulcération du pilier droit a les mêmes caractères qu'au début*, elle occupe en hauteur *la moitié inférieure du pilier ;* elle est elliptique, à fond grisâtre, à bords *assez réguliers, non décollés, non surélevés ;* la portion de la muqueuse qui borde les ulcérations est un peu plus rouge qu'ailleurs. Le reste du gosier ainsi que le pharynx ne présentent pas d'ulcération. *Pas d'adénopathie, pas de dysphagie, pas d'altération de la voix ;* l'ulcération de la langue a un peu diminué d'étendue ; *elle est indolente aussi.*

8 septembre. — Encore du lait dans les seins, le météorisme et la diarrhée ont disparu ; il y a quelques jours, nouvelles poussées de taches rosées. La malade n'a pas eu de vomissements alimentaires ; depuis les bains plus d'albumine.

13 septembre. — Apyrexie depuis hier. L'ulcération linguale *est à peu près cicatrisée ;* celle du pilier, *encore assez nette, a diminué beaucoup d'étendue et de profondeur*, le fond est toujours grisâtre ; on n'a pas fait de traitement local autre que des lavages pendant le bain.

17 septembre. — La malade prend des aliments solides depuis hier ; l'ulcération du pilier est encore *visible sous la forme d'une plaque elliptique opaline* ressemblant à une *plaque muqueuse.* Usage du lait. Selles solides, un peu de constipation.

TABLEAU DES TEMPÉRATURES

| | | | | | | | |
|---|---|---|---|---|---|---|---|
| 24 | août | soir . | 39°6 | 29 | août | matin. | 39.0 |
| 25 | — | matin. | 39.3 | 29 | — | soir . | 39.4 |
| 25 | — | soir . | 39.4 | 30 | — | matin. | 39.0 |
| 26 | — | matin. | 39.2 | 30 | — | soir . | 39.2 |
| 26 | — | soir . | 39.6 | 31 | — | matin. | 38.6 |
| 27 | — | matin. | 39.6 | 31 | — | soir . | 39.6 |
| 27 | — | soir . | 39.8 | 1 | sept. | matin. | 39.0 |
| 28 | — | matin. | 43.7 | 1 | — | soir . | 39.6 |
| 28 | — | soir . | 40.0 | 2 | — | matin. | 38.6 |

| | | | | | | |
|---|---|---|---|---|---|---|
| 2 sept. soir . | 39.0 | | 11 sept. matin. | 38.0 |
| 3 — matin. | 38.0 | | 11 — soir . | 37.4 |
| 3 — soir . | 39.0 | | 12 — matin. | 37.4 |
| 4 — matin. | 38.7 | | 12 — soir . | 37.8 |
| 4 — soir . | 39.4 | | 13 — matin. | 36.5 |
| 5 — matin. | 38.4 | | 13 — soir . | 36.0 |
| 5 — soir . | 39.6 | | 14 — matin. | 37.0 |
| 6 — matin. | 38.4 | | 14 — soir . | 37.0 |
| 6 — soir . | 39°1 | | 15 — matin. | 37.5 |
| 7 — matin. | 38.4 | | 15 — soir . | 37.3 |
| 7 — soir . | 39.4 | | 16 — matin. | 37.1 |
| 8 — matin. | 39.0 | | 16 — soir . | 37.2 |
| 8 — soir . | 38.3 | | 17 — matin. | 37.2 |
| 9 — matin. | 38.8 | | *(Guérison des ulcérations.)* | |
| 9 — soir . | 39.1 | | 17 sept. soir . | 37.1 |
| 10 — matin. | 38.3 | | 18 — matin. | 37.0 |
| 10 — soir . | 39.0 | | 18 — soir . | 36.0 |

## Observation VI

*Dothiénentérie. 90 bains, taches rosées confluentes, guérison. Ulcérations de la pointe de la langue côté gauche et des piliers antérieurs.*

H. P..., vingt ans, charcutier, entré à l'Hôtel-Dieu le 22 juillet 1892. Père vivant, mère morte d'une fluxion de poitrine. Le malade a eu une broncho-pneumonie à douze ans, mais depuis s'est toujours bien porté.

L'affection actuelle a débuté le 15 juillet 1892 par de la diarrhée, puis est survenue de la céphalalgie, de la courbature, pas de vomissements, pas d'épistaxis.

Aujourd'hui, le ventre est douloureux à la palpation et la douleur est plus accusée à gauche ; gargouillements, diarrhée.

Le malade a présenté une éruption remarquable de taches

rosées ; on en a trouvé non seulement sur le ventre, le tronc et la racine du thorax, mais encore sur les bras et les avant-bras. Les taches étaient absolument confluentes par endroits, si bien qu'on aurait pu croire à une rougeole au début si la face n'avait pas été indemne.

Rate un peu grosse. Pas de délire, rien au cœur. Ronchus aux bases des poumons sans altération de la sonorité, un peu de toux sans expectoration.

A l'entrée T = 40°8 ; les urines renferment une assez grande quantité d'albumine.

24 juillet. — Bains bien supportés, moins d'albumine, taches rosées toujours très abondantes.

*Sur les deux piliers antérieurs à leur base, petites ulcérations indolentes à fond grisâtre*, pas d'adénopathie. L'ulcération gauche est plus petite que la droite, mais bien symétrique : diarrhée abondante, météorisme très net.

29 juillet. — Etat général bon, le malade s'alimente bien, des traces seulement d'albumine dans l'urine, les ulcérations buccales ne se sont pas beaucoup modifiées depuis le premier jour.

*Sur la partie latérale gauche de la langue, presque à sa pointe, à une partie correspondant à un chicot, petite ulcération ayant le même aspect que celle des piliers*, presque complètement indolente, sans adénopathie sous maxillaire.

2 août. — La température a baissé, plus d'albumine, diarrhée et météorisme presque nuls, les taches rosées sont encore visibles, mais il ne s'en est pas produit de nouvelles poussées depuis quatre ou cinq jours.

10 août. — Apyrexie relative, le malade demande à manger. Il n'a pas pris de bains depuis sept jours.

18 août. — Convalescence franche, les ulcérations ne se sont complètement cicatrisées que depuis deux ou trois jours. Constipation.

Le malade sort guéri sans paralysie du voile.

TABLEAU DES TEMPÉRATURES

| | | | | | | | |
|---|---|---|---|---|---|---|---|
| 22 | août | soir . | 40°1 | 3 | sept. | matin. | 37.0 |
| 23 | — | matin. | 39.0 | 3 | — | soir . | 37.8 |
| 23 | — | soir . | 39.0 | 4 | — | matin. | 37.2 |
| 24 | — | matin. | 39.7 | 4 | — | soir . | 37.5 |
| 24 | — | soir . | 39.8 | 5 | — | matin. | 37.1 |
| 25 | — | matin. | 39.6 | 5 | — | soir . | 37.6 |
| 25 | — | soir . | 39.6 | 6 | — | matin. | 37.2 |
| 26 | — | matin. | 39.0 | 6 | — | soir . | 37.6 |
| 26 | — | soir . | 39.3 | 7 | — | matin. | 37.2 |
| 27 | — | matin. | 39.0 | 7 | — | soir . | 37.5 |
| 27 | — | soir . | 39.2 | 8 | — | matin. | 37.2 |
| 28 | — | matin. | 38.7 | 8 | — | soir . | 37.4 |
| 28 | — | soir . | 39.2 | 9 | — | matin. | 37.0 |
| 29 | — | matin. | 38.7 | 9 | — | soir . | 37.4 |
| 29 | — | soir . | 39.2 | 10 | — | matin. | 36.9 |
| 30 | — | matin. | 38.5 | 10 | — | soir . | 37.2 |
| 30 | — | soir . | 39.2 | 11 | — | matin. | 36.8 |
| 31 | — | matin. | 38.5 | 11 | — | soir . | 36.9 |
| 31 | — | soir . | 38.3 | 12 | — | matin. | 36.7 |
| 1 | sept. | matin. | 38.4 | 12 | — | soir . | 37.0 |
| 1 | — | soir . | [illegible] | 13 | — | matin. | 36.8 |
| 2 | — | matin. | 38.[illegible] | 13 | — | soir . | 37.2 |
| 2 | — | soir . | 38.[illegible] | | | *(Guérison des ulcérations.)* | |

### OBSERVATION VII

*Dothiénentérie d'intensité moyenne traitée par les bains. — Ulcérations bi-latérales des piliers antérieurs, guérison.*

R. G..., dix-huit ans, domestique entrée le 11 juillet 1893 à l'Hôtel-Dieu. Bonne santé habituelle, la malade habite Lyon depuis un an.

Elle entre au onzième jour de l'affection actuelle ; la maladie a commencé par de la lassitude, une sensation de brisement dans les membres inférieurs, par des vomissements alimentaires. Il n'y a pas eu d'épistaxis, pas de diarrhée bien que la malade ait pris un purgatif avant-hier.

La température est à 40 degrés.

Deux ou trois taches rosées douteuses, pas de ballonnement du ventre, pas de gargouillements, pas de douleur à la pression dans la fosse iliaque droite.

Légère zone de matité splénique, on ne sent pas le bord supérieur de la rate sous les fausses côtes.

Langue un peu saburrale, humide, était très sèche à l'entrée, mais a été bien modifiée par les bains qui ont été pris pendant la nuit : soif vive, céphalée frontale. Pouls 112, régulier, assez fort au cœur, petit bruit de galop net sans souffle. Aux poumons pas de râles, toux insignifiante, insomnie, pas de délire.

13 juillet. — La céphalée est disparue ; les bains sont bien supportés et amènent de l'abaissement de la température. Ballonnement modéré du ventre, pas de diarrhée.

Rien aux amygdales ; le pharynx rouge et luisant est couvert de mucosités épaisses et adhérentes : *sur les deux piliers antérieurs, ulcérations taillées à pic, à fond grisâtre, bien symétriquement placées ;* rien à la langue, ni dysphagie ni adénopathie.

15 juillet. — Taches rosées très nettes.

19 juillet. — Depuis trois jours la malade a sauté tous les bains sauf un. La malade se plaint de douleurs axillaires surtout vives à l'occasion des mouvements et des contacts ; ces douleurs sont dues à une dermite sudorale développée dans le creux de l'aisselle surtout à la face interne de la racine du bras ; cette dermite n'est pas accompagnée d'adénite axillaire.

Pas de nouvelles taches rosées ; *les ulcérations des piliers sont en voie de cicatrisation*, la température est tombée au dessous de 37 degrés, mais la malade n'a pas faim et la langue n'est pas encore dépouillée.

20 juillet. — La malade s'alimente depuis trois jours, se sent

bien, mais a un peu de constipation ; elle a eu ses règles hier à l'époque habituelle.

*On ne voit plus les ulcérations des piliers ; celles-ci se sont guéries sans traitement local.*

La malade n'a pas sensiblement maigri pendant la période fébrile.

Les lésions cutanées signalées le 10 juillet n'ont duré que quatre ou cinq jours ; la malade dit en avoir eu de semblables l'été pendant les grandes chaleurs.

TABLEAU DES TEMPÉRATURES.

| | | | |
|---|---|---|---|
| 11 | juill. | soir . | 40°0 |
| 12 | — | matin. | 39.0 |
| 12 | — | soir . | 40.1 |
| 13 | — | matin. | 39.7 |
| 13 | — | soir . | 40.8 |
| 14 | — | matin. | 39.3 |
| 14 | — | soir . | 39.6 |
| 15 | — | matin. | 39.2 |
| 15 | — | soir . | 39.2 |
| 16 | — | matin. | 38.4 |
| 16 | — | soir . | 39.0 |
| 17 | — | matin. | 38.4 |
| 17 | — | soir . | 39.7 |
| 18 | — | matin. | 39.5 |
| 18 | — | soir . | 40.0 |
| 19 | — | matin. | 39.1 |
| 19 | — | soir . | 38.8 |
| 20 | — | matin. | 38.6 |
| 20 | — | soir . | 38.7 |
| 21 | — | matin. | 38.0 |
| 21 | — | soir . | 38.0 |
| 22 | — | matin. | 37.2 |
| 22 | — | soir . | 37.0 |
| 23 | juill. | matin. | 36°0 |
| 23 | — | soir . | 37.8 |
| 24 | — | matin. | 37.0 |
| 24 | — | soir . | 37.8 |
| 25 | — | matin. | 37.5 |
| 25 | — | soir . | 38.0 |
| 26 | — | matin. | 37.4 |
| 26 | — | soir . | 38.2 |
| 27 | — | matin. | 37.4 |
| 27 | — | soir . | 37.8 |
| 28 | — | matin. | 37.4 |
| 28 | — | soir . | 37.5 |
| 29 | — | matin. | 37.2 |
| *(Guérison des ulcérations)* | | | |
| 29 | — | soir . | 37.4 |
| 30 | — | matin. | 37.4 |
| 30 | — | soir . | 37.5 |
| 31 | — | matin. | 37.4 |
| 31 | — | soir . | 37.2 |
| 1 | août | matin. | 37.2 |
| 1 | — | soir . | 37.4 |
| 2 | — | matin. | 37.2 |
| 2 | — | soir . | |

### Observation VIII

*Dothiénentérie. — Arythmie cardiaque très marquée. — Ulcération linguale. — Mort au vingt troisième jour de péritonite par perforation.*

C. Claude, 25 ans, journalier, entré le 20 août 1895, salle Sainte-Élisabeth. Rien de particulier dans ses antécédents héréditaires. C'est un jeune homme fort, vigoureux et très bien musclé. Personne dans sa famille, ni dans la maison qu'il habite n'a été atteint en même temps que lui de fièvre typhoïde. Il buvait en travaillant 3 ou 4 litres d'eau de source par jour. Le début de sa maladie remonterait à dix jours environ, elle s'est manifestée tout d'abord par une céphalée violente pendant la nuit : au bout de trois jours, le malade est obligé d'interrompre son travail à cause de son état de faiblesse et de la céphalée très forte qu'il éprouvait.

Pas d'épistaxis, pas de diarrhée, pas de douleurs abdominales spontanées, pas de toux, pas de frissons. Le malade, à son entrée (20 août), n'est pas trop obnubilé, il répond sans effort aux questions posées : il se plaint toujours de céphalée frontale, l'abdomen n'est pas balonné, il est souple, indolent momentanément ; une ou deux taches rosées, très nettes. A la palpation gargouillements et douleur légère dans la fosse iliaque droite, pas de vomissements, diarrhée assez abondante, très fétide, matité splénique peu perceptible.

Le malade tousse un peu, l'auscultation révèle quelques ronchus aux bases.

Urines : Disque moyen d'albumine.

Pouls très dicrote, irrégulier, assez fort.

Le cœur présente des phases successives d'arythmie de divers modes.

Les parents interrogés disent que le malade n'a jamais présenté de rhumatisme ni de maladie infectieuse grave ; il fait un métier pénible et ne s'est jamais plaint ni d'oppression ni de palpitation.

*Sur le bord droit de la langue à une place où cet organe repose sur un chicot, ulcération indolente, nettement délimitée sans adénopathie.* Rien aux piliers.

3 septembre : L'arythmie persiste un peu moins marquée toutefois. *L'ulcération linguale persiste.* Bains bien supportés. La température se maintient.

7 septembre : Depuis deux jours le malade se cyanosait dans le bain, on lui fait des frictions sur le thorax et les cuisses pendant son immersion.

Pouls 120, toujours arythmique.

A diverses reprises on a constaté à l'auscultation un véritable rythme couplé, tantôt deux, tantôt trois pulsations séparées par une pulsation avortée. *L'ulcération linguale persiste.* Pas de vomissements ; toujours au moins 4 ou 5 selles diarhéiques par jour.

10 septembre : Ventre douloureux spontanément et à la pression, on a une rénitence assez marquée dans la région sous-ombilicale.

Les urines sont albumineuses comme au début. *L'ulcération linguale persiste.* L'arythmie persiste perdant un peu son caractère d'être légèrement rythmée. Pas de bruits anormaux. Le dicrotisme est toujours bien marqué malgré les bains qui ont été donnés très régulièrement. Le malade est un peu obnubilé, mais il répond bien aux questions. Pupilles égales réagissant bien à la lumière.

12 septembre : Le pouls est très petit presque imperceptible à la radiale. A la fémorale on peut compter 120 pulsations. Dyspnée assez vive, intense, 22 respirations par minute. La température est remontée au-dessus de 40 degrés. Diarrhée très intense, on a vu même après une selle quelques gouttes de sang.

Pas de ballonnement. Rénitence dans la région ombilicale. Délire très marqué.

Poumons : L'auscultation est difficile à cause des gémissements que le malade pousse sans cesse. Il paraît avoir du côté des bases. Une congestion assez marquée sans souffle : *L'ulcération linguale paraît s'être accrue encore en profondeur.*

12 septembre, à midi : M. Jaboulay fait la laparotomie à droite

de la ligne médiane. L'opération est faite sans anesthésie après une injection de morphine.

Dès l'ouverture du péritoine on voit sortir une grande quantité de liquide d'abord clair, puis franchement purulent exhalant une odeur fétide. Un examen rapide de l'intestin situé au-dessous de l'incision ne montre pas de perforation.

Le malade qui s'était débattu beaucoup à l'incision cutanée est tombé à la fin de l'intervention dans un coma absolu, le pouls est de plus en plus petit, on fait une injection d'éther et d'1 gr. 50 de caféine.

Mort à 3 heures de l'après-midi.

*Nécropsie :* A l'ouverture de la cavité abdominale il ne s'écoule spontanément aucune liquide. Les anses intestinales ainsi que l'estomac paraissent fortement distendues par les gaz. Aucun liquide dans les cavités pleurales. Les ganglions mésentériques ne sont pas très volumineux. Sur l'intestin grêle à 1 mètre du cæcum on trouve une première ulcération non perforée. A 10 centimètres plus près du cæcum on trouve une autre ulcération qui est le siège d'une perforation.

On voit au fond de cette ulcération dans son milieu une escarre volumineuse centrale qui ne tient tout autour que par un lambeau très mince. La perforation est située sur un point voisin de l'escarre. On trouve encore tout près du cæcum plusieurs ulcérations dont une présente encore une escarre. Le cæcum est lui-même tapissé d'ulcérations.

Pas d'ulcérations dans l'appendice.

Pas d'ulcérations dans le côlon.

Le cœur pèse 340 grammes, la rate pèse 520 grammes, elle est molle sans hémorragie.

Les orifices et valvules du cœur ne présentent aucune altération. Un peu d'athérome de l'aorte. Les poumons n'offrent aucune trace de tuberculose, à peine un peu de congestion aux bases et aux parties postérieures ; ni hépatisation, ni autre altération. Pas de péricardite. L'estomac n'est pas dilaté, sa muqueuse paraît normale, aucune ulcération, rien non plus à l'œsophage. Pancréas d'aspect normal. Autour de la perforation sur la face péritonéale on trouve des exsudats fibrineux formant une véritable collerette.

Point de sang dans la cavité intestinale. Le cerveau n'a pas été examiné.

Le foie pèse 1600 grammes. Il est congestionné et présente à sa surface une série de petits points blanchâtres, arrondis, pénétrant dans la profondeur de l'organe sans différence de consistance avec le reste du parenchyme.

Pas de ganglions du hile. A la coupe assez ferme, couleur normale.

Rein — 100 grammes chacun. La substance corticale paraît pâle, mais la striation est conservée et la capsule s'enlève facilement. Le myocarde paraît sain, de couleur et de consistance normales. Les coronaires sont perméables, pas de surcharge graisseuse.

## Observation IX

*Dothiénentérie, ulcérations du pilier droit et du voile.*

C. R..., vingt-trois ans, ménagère, entrée le 22 juillet 1894 à l'hôpital de la Croix-Rousse, salle Sainte-Clotilde.

Mariée depuis un an, réglée régulièrement, pas de grossesse, pas de maladies antérieures ; bonne santé habituelle, s'alimentait d'eau à une pompe.

22 juillet 1894. — La malade arrive dans un état typhique assez prononcé et avec une température de 40°5.

Une lettre du Dr Branche indique que la malade est au dixième ou onzième jour de sa maladie laquelle a débuté par des phénomènes pulmonaires assez intenses.

La malade est alitée depuis huit jours, elle a eu beaucoup de diarrhée, cinq ou six selles par nuit, quatre la nuit dernière.

Météorisme abdominal modéré, pas de douleurs nettement localisées ni de gargouillements, quelques taches rosées bien nettes sur l'abdomen. La malade a des nausées, mais pas de vomissements.

Pouls 124, régulier. T. 40,5 à l'entrée.

Pas de matité splénique appréciable, peau sèche, un peu de subdélirium.

Céphalée frontale, langue sèche, soif vive, aux poumons râles humides des deux côtés, mais plus nombreux à la base droite.

Les urines présentent un disque net d'albumine.

24 juillet. — Desquamation et petites ulcérations dans le dos à l'endroit où avait été faite au début de la maladie une application de teinture d'iode. Pouls 124; toujours de gros ronchus à la base droite surtout : la diarrhée a presque complètement cessé, les bains sont bien supportés.

25 juillet. — Pouls 120. Nouvelles taches rosées sur le thorax et sur le ventre.

Dans la bouche, à droite, à l'union du voile avec le palais osseux, *une petite ulcération très légère, à fond grisâtre, à bords réguliers, non soulevés, non décollés, de l'étendue d'une grosse lentille*. Ni dysphagie ni adénopathie. Ulcération analogue à la partie inférieure du pilier droit, rien au pilier gauche, aux amygdales ni à la langue.

27 juillet. — La malade a eu une entérorragie hier soir, les selles très liquides ont été colorées en brun noirâtre ; pas d'abaissement subit de la température ; on a supprimé quelques-uns des bains.

28 juillet. — Pouls 112 : les urines ne renferment plus d'albumine, l'hémorragie ne s'est pas reproduite.

30 juillet. — Pouls 120, plus de ronchus dans la poitrine, plus de diarrhée, cœur normal ; production de la trépidation épileptoïde réflexe rotulien exagéré.

31 juillet. — Pouls 116, les ulcérations ne sont pas modifiées.

1er août. — Pouls 120, plus de taches apparentes, un peu de douleurs dans les pieds.

7 août. — Pouls 140. Hier sueurs très abondantes ayant coïncidé avec une chute thermique dans les urines. Disque notable d'albumine.

8 août. — Pouls 120 ; la malade a pris XV gouttes de teinture de digitale ; l'ulcération du voile du palais est à peu près cicatrisée ; celle du pilier beaucoup moins. Cœur régulier.

9 août. — Beaucoup d'alubmine, régime lacté.

10 août. — Plus d'albumine, la malade commence à s'alimenter les selles sont régulières : petit furoncle à la fesse : plus de trépidation épileptoïde, réflexes normaux. *Les ulcérations buccales ne sont plus apparentes.*

26 août. — La malade sort guérie ; elle a été revue le 18 septembre, elle était en bonne santé ; il n'y a pas eu de paralysie du voile.

TABLEAU DES TEMPÉRATURES

| | | | | | | | |
|---|---|---|---|---|---|---|---|
| 21 | juill. | soir . | 40°0 | 3 | août | matin. | 38.7 |
| 22 | — | matin. | 39.4 | 3 | — | soir . | 39.5 |
| 22 | — | soir . | 39.8 | 4 | — | matin. | 40.2 |
| 23 | — | matin. | 39.2 | 4 | — | soir . | 40.0 |
| 23 | — | soir . | 39.8 | 5 | — | matin. | 39.8 |
| 24 | — | matin. | 39.2 | 5 | — | soir . | 39.0 |
| 24 | — | soir . | 39.8 | 6 | — | matin. | 38.4 |
| 25 | — | matin. | 39.2 | 6 | — | soir . | 39.0 |
| 25 | — | soir . | 38.7 | 7 | — | matin. | 40.1 |
| 26 | — | matin. | 39.7 | 7 | — | soir. . | 39.0 |
| 26 | — | soir . | 39.0 | 8 | — | matin. | 39.0 |
| 27 | — | matin. | 38.4 | 8 | — | soir . | 38.8 |
| 27 | — | soir . | 39.8 | 9 | — | matin. | 37.4 |
| 28 | — | matin. | 39.0 | 9 | — | soir . | 37.4 |
| 28 | — | soir . | 39.8 | 10 | — | matin. | 37.0 |
| 29 | — | matin. | 39.0 | 10 | — | soir . | 37.4 |
| 29 | — | soir . | 39.4 | 11 | — | matin. | 37.2 |
| 30 | — | matin. | 39.0 | 11 | — | soir . | 37.4 |
| 30 | — | soir . | 39.7 | 12 | — | matin. | 37.2 |
| 31 | — | matin. | 38.7 | 12 | — | soir . | 37.4 |
| 31 | — | soir . | 39.1 | 13 | — | matin. | 37.3 |
| 1 | août | matin. | 38.2 | 13 | — | soir . | 39.0 |
| 1 | — | soir . | 39.0 | 14 | — | matin. | 37.4 |
| 2 | — | matin. | 39.2 | 14 | — | soir . | 37.2 |
| 2 | — | soir . | 39.4 | 15 | — | matin. | 37.2 |

15 août soir . 37.2
16 — matin. 37.4
*(Guérison des ulcérations.)*
16 — soir . 37.5
17 — matin. 36.0
17 — soir . 37.2
18 — matin. 36.0
18 — soir . 37.2
19 — matin. 37.3
19 — soir . 37.2
20 — matin. 37.3

20 août soir . 37.2
21 — matin. 37.2
21 — soir . 37.4
22 — matin. 37.2
22 — soir . 37.0
23 — matin. 37.5
23 — soir . 37.6
24 — matin. 37.2
24 — soir . 37.5
25 — matin. 37.0
25 — soir .

## Observation X

***Dothiénentérie, ulcérations bilatérales des piliers antérieurs et de la langue à droite du point correspondant au pilier.***

G. A..., dix-neuf ans, tisseuse, entre le 28 juillet à l'hôpital de la Croix-Rousse, salle Sainte-Clotilde.

Pas d'antécédents morbides. Elle est réglée depuis l'âge de quatorze ans d'une façon irrégulière; elle est surmenée au point de vue du travail, mais elle est bien nourrie.

La maladie actuelle a débuté le 20 juillet au soir par une céphalalgie violente, la constipation dure depuis le début et ne cède qu'à des lavements.

La malade tousse depuis quelques jours, ronchus aux bases sans modifications de la sonorité.

La malade entre à l'hôpital le samedi 28 juillet 1894 au huitième jour de sa maladie.

La température est 40°6, on constate un état typhoïde marqué, le ventre est ballonné, douloureux, depuis hier diarrhée fétide, urines un peu albumineuses.

Sur le ventre, nombreuses taches rouges parmi lesquelles il est difficile de reconnaître les taches rosées caractéristiques de la fièvre typhoïde.

31 juillet. — On constate sur les *piliers antérieurs*, des ulcérations *superficielles, à fond grisâtre, à bords taillés à pic, non douloureuses et non accompagnées d'adénite; sur le point de la partie latérale de la langue correspondant au pilier droit, petite ulcération de mêmes caractères.*

1er août. — On a baigné la malade d'une façon régulière; sa température a un peu baissé; le ventre est beaucoup moins ballonné.

La malade frissonne beaucoup dans son bain, et les frissons durent constamment jusqu'au bain suivant.

Les réflexes rotuliens et plantaires sont exagérés.

Le cœur est régulier, 104 pulsations à la minute impulsion faible, plus de céphalée. Aux poumons nombreux ronchus et nombreuses sibilances disséminés.

Diarrhée modérée, rate non perceptible; les urines présentent un très léger disque d'albumine.

6 août. — La malade a présenté depuis le début, une éruption acnéique. Sur l'abdomen elle simulait une éruption de taches rosées; dans la gorge, *plus qu'une très légère ulcération sur le pilier droit.*

8 août. — Urines claires, pas albumineuses, *les ulcérations des piliers sont complètement guéries;* la convalescence ne présente rien de particulier, les réflexes sont redevenus normaux.

La malade revue le 12 septembre ne présente pas de paralysie du voile.

TABLEAU DES TEMPÉRATURES

| | | | | | | |
|---|---|---|---|---|---|---|
| 28 juil. | soir . | 40°6 | | 1 août | soir . | 39.5 |
| 29 — | matin. | 40.0 | | 2 — | matin. | 39.0 |
| 29 — | soir . | 39.9 | | 2 — | soir . | 38.0 |
| 30 — | matin. | 39.3 | | 3 — | matin. | 38.7 |
| 30 — | soir . | 39.8 | | 3 — | soir . | 38.5 |
| 31 — | matin. | 39.5 | | 4 — | matin. | 38.5 |
| 31 — | soir . | 39.8 | | 4 — | soir . | 38.5 |
| 1 août | matin. | 39.2 | | 5 — | matin. | 37.9 |

| | | | | | | | |
|---|---|---|---|---|---|---|---|
| 5 août | soir | 38.3 | | 14 août | matin | 37.4 |
| 6 — | matin | 37.8 | | 14 — | soir | 37.7 |
| 6 — | soir | 39.0 | | 15 — | matin | 37.5 |
| 7 — | matin | 37.7 | | 15 — | soir | 37.5 |
| 7 — | soir | 37.8 | | 16 — | matin | 37.2 |
| 8 — | matin | 35.5 | | 16 — | soir | 37.5 |
| *(Guérison des ulcérations).* | | | | 17 — | matin | 37.2 |
| 8 — | soir | 37.8 | | 17 — | soir | 37.7 |
| 9 — | matin | 37.5 | | 18 — | matin | 37.2 |
| 9 — | soir | 37.7 | | 18 — | soir | 37.5 |
| 10 — | matin | 37•3 | | 19 — | matin | 37.2 |
| 10 — | soir | 37.5 | | 19 — | soir | 37.5 |
| 11 — | matin | 37.2 | | 20 — | matin | 37.1 |
| 11 — | soir | 37.3 | | 20 — | soir | 37.4 |
| 12 — | matin | 37.3 | | 21 — | matin | 37.2 |
| 12 — | soir | 37.4 | | 21 — | soir | 37.3 |
| 13 — | matin | 37.5 | | 22 — | matin | 36.9 |
| 13 — | soir | 37.7 | | | | |

## Observation XI

*Dothiénentérie, ulcération linguale à gauche au niveau d'un chicot.*

L. J..., dix-huit ans, domestique, entrée le 22 mai à l'Hôtel-Dieu, salle Sainte-Marie.

Pas d'antécédents héréditaires; parents vivants et bien portants, frères et sœurs en bonne santé, un seul mort à dix-huit mois d'affection inconnue.

Aucune maladie dans l'enfance, toujours très bonne santé.

La malade habite Lyon depuis huit mois, elle se trouve dans de très bonnes conditions hygiéniques, eau de la Compagnie, pas de fièvre typhoïde dans le quartier.

La malade a travaillé jusqu'au lundi 20 mai, depuis cinq ou six jours déjà, grande lassitude, somnolence, frissons ; le lundi la malade s'alita, sa fatigue augmentant toujours.

22 mai. — La malade entre avec un état typhoïde assez marqué et une fièvre continue.

L'abdomen est gros, dur ; dans la fosse iliaque droite, douleur à la pression, gargouillements.

Dès les premiers bains diarrhée, langue blanche au milieu, rouge sur les bords, taches rosées bien nettes ; aux poumons, très rares râles humides disséminés, rien au cœur. La malade est baignée dès son entrée, il ne survient aucune complication, la défervescence survient le 26 mai qui doit être le douzième jour de la maladie.

Le 27 mai, M. Devic examine la bouche et trouve sur le bord gauche de la langue, à 3 centimètres en arrière de la pointe *une légère ulcération ovalaire*, dont le grand axe long de 7 millimètres environ est de même sens que celui de la langue.

Cette ulcération est peu profonde, indolente, elle se trouve au niveau d'une petite molaire supérieure cariée.

8 juin. — L'ulcération linguale persiste ; elle est pourtant moins rofonde et tend à se cicatriser, l'état général est très bon.

15 juin. — L'ulcération est parfaitement cicatrisée ; à peine voit-on la place qu'elle occupait ; la malade sort guérie avec un parfait état général.

TABLEAU DES TEMPÉRATURES

| | | | | | | | |
|---|---|---|---|---|---|---|---|
| 22 | mai | soir . | 40°2 | 27 | mai | soir . | 39 0 |
| 23 | — | matin. | 39.5 | 28 | — | matin. | 38.6 |
| 23 | — | soir . | 39.6 | 28 | — | soir . | 38.5 |
| 24 | — | matin. | 39.4 | 29 | — | matin. | 38.5 |
| 24 | — | soir . | 39.8 | 29 | — | soir . | 39 0 |
| 25 | — | matin. | 39.7 | 30 | — | matin. | 38.3 |
| 25 | — | soir . | 39.6 | 30 | — | soir . | 38.0 |
| 26 | — | matin. | 39.5 | 31 | — | matin. | 38.4 |
| 26 | — | soir . | 39.7 | 31 | — | soir . | 38.0 |
| 27 | — | matin. | 39.2 | 1 | juin | matin. | 38.3 |

| | | | | | | | |
|---|---|---|---|---|---|---|---|
| 1 juin | soir . | 38°7 | | 8 juin | soir . | 38.0 |
| 2 — | matin. | 38,6 | | 9 — | matin. | 37.3 |
| 2 — | soir . | 38.5 | | 9 — | soir . | 38.3 |
| 3 — | matin. | 38.2 | | 10 — | matin. | 37.1 |
| 3 — | soir . | 38.5 | | 10 — | soir . | 37,5 |
| 4 — | matin. | 37.0 | | 11 — | matin. | 37.7 |
| 4 — | soir . | 38.4 | | 11 — | soir . | 38.4 |
| 5 — | matin. | 37.8 | | 12 — | matin. | 37.3 |
| 5 — | soir . | 37.7 | | 12 — | soir . | 37.5 |
| 6 — | matin. | 37.4 | | 13 — | matin. | 37.0 |
| 6 — | soir . | 37.0 | | 13 — | soir . | 37.3 |
| 7 — | matin. | 37.3 | | 14 — | matin. | 37.7 |
| 7 — | soir. | 38.4 | | 14 — | soir . | 37.4 |
| 8 — | matin. | 37.5 | | 15 — | matin. | 37.0 |

*(Guérison de l'ulcération.)*

### Observation XII

*Dothiénentérie. — Ulcération des piliers, antérieur gauche, postérieurs droit et gauche.*

A. C. M..., dix-sept ans, liseur de dessins, entré le 15 juillet 1895 à l'hôpital de la Croix-Rousse, salle Saint-Eucher.

Père mort à quarante-neuf ans d'une hémorragie par le nez et par la bouche (rupture d'un anévrysme). Mère bien portante, une sœur morte à quatre ans d'affection inconnue.

Le malade a toujours joui antérieurement d'une bonne santé.

L'affection actuelle a débuté le 6 juillet, mais depuis cinq ou six jours déjà, le malade se sentait accablé, il avait un peu de céphalée, pourtant pouvait faire son travail.

Le 6 au soir la céphalalgie devint plus intense, l'abattement considérable et le malade suspendit son travail. Depuis lors, son état s'est peu modifié, il est toujours persisté de l'accablement et de la céphalée avec prédominance à la nuque dans les premiers jours, généralisée dans la suite.

Appétit très diminué, constipation dès le début de l'affection, une selle tous les deux ou trois jours. Pas de toux, pas de point de côté, le malade n'a jamais eu de rhumatisme, ni d'impaludisme.

Actuellement, 15 juillet, état général assez satisfaisant, bien que le malade ait l'air accablé ; langue un peu sèche, noirâtre et saburrale au centre, rouge sur les bords et à la pointe. A l'examen de l'abdomen, pas de météorisme, légère douleur dans la fosse iliaque droite sans gargouillement.

Taches rosées, nettes, peu nombreuses, rate perceptible, mais peu volumineuse. Aux poumons, légère obscurité au sommet droit ; pas de râle même aux bases, rien sous la clavicule.

Ulcérations: 1° Sur le pilier antérieur gauche et sur le pilier postérieur du même côté ; 2° Sur le pilier postérieur droit, largeur de 5 millimètres, *à bords nets, à fond un peu sanieux, visible surtout quand le malade fait des efforts pour vomir.*

*Cœur.* — La pointe bat dans le quatrième espace, sur la ligne mammelonnaire. Les battements sont réguliers, on entend un souffle systolique doux dans toute l'étendue de la région précordiale. Pouls régulier, très dicrote.

La température est de 39°6 ; les urines ne contiennent pas d'albumine, le malade est baigné.

16 juillet. — Etat général satisfaisant, abattement moins marqué ; fièvre modérée.

22 juillet. — *Les ulcérations sont cicatrisées,* la fièvre est tombée, l'état général est bon, le malade commence à avoir appétit.

29 juillet. — Plus de trace des cicatrices, le malade sort guéri le 2 août.

TABLEAU DES TEMPÉRATURES

| | | | | | |
|---|---|---|---|---|---|
| 15 juill. | soir . | 39°6 | 16 juillet | soir . | 39,8 |
| 16 — | matin. | 38,8 | 17 — | matin. | 38,8 |

| | | | |
|---|---|---|---|
| 17 juill. | soir | . | 39.8 |
| 18 — | matin. | | 39.1 |
| 18 — | soir | . | 38.6 |
| 19 — | matin. | | 38.4 |
| 19 — | soir | . | 38.7 |
| 20 — | matin. | | 38.1 |
| 20 — | soir | . | 38.1 |
| 21 — | matin. | | 37.5 |
| 21 — | soir | . | 37.7 |
| 22 — | matin. | | 37.2 |
| *(Guérison des ulcérations)* | | | |
| 22 — | soir | . | 37.5 |
| 23 — | matin. | | 37.4 |
| 23 — | soir | . | 37.8 |
| 24 — | matin. | | 37.0 |
| 24 — | soir | . | 37.8 |
| 25 — | matin. | | 37.0 |
| 25 juill. | soir | . | 37.2 |
| 26 — | matin. | | 36.6 |
| 26 — | soir | . | 36.8 |
| 27 — | matin. | | 36.7 |
| 27 — | soir | . | 37.0 |
| 28 — | matin. | | 36.8 |
| 28 — | soir | . | 37.2 |
| 29 — | matin. | | 36.0 |
| 29 — | soir | . | 37.1 |
| 30 — | matin. | | 36.8 |
| 30 — | soir | . | 37.0 |
| 31 — | matin. | | 36.8 |
| 31 — | soir | . | 37.1 |
| 1 août | matin. | | 37.0 |
| 1 — | soir | . | 37.2 |
| 2 — | matin. | | 36.0 |
| 3 — | soir | . | 37.2 |

## Observation XIII

(N° 3160 de la collection de M. Bard.)

*Dothiénentérie, ulcérations des piliers antérieurs du voile du palais. — Bains, 91.*

R. J. M..., vingt-quatre ans, cordonnier, entré le 15 octobre 1895 à l'hôpital Saint-Pothin, salle Saint-Pierre.

Père mort à quarante-cinq ans d'une affection pulmonaire, mère bien portante, un frère et une sœur bien portants. Pas de syphilis, boit par jour 2 litres de vin, pas de liqueurs.

Il est marié depuis sept mois, sa femme est actuellement salle Sainte-Marie en traitement pour fièvre typhoïde; la fontaine à laquelle le ménage s'approvisionnait d'eau est située place du Change et encastrée dans le mur du temple protestant.

Sa femme a présenté de la céphalalgie le 9 et lui-même le 9 octobre, le 10 il cesse son travail à cause de cette céphalalgie et de douleurs continues qu'il éprouve dans les membres : il s'alite le même jour.

Il n'a jamais eu ni diarrhée, ni coliques, peu de toux, anorexie complète.

Actuellement prostration, céphalalgie et douleurs dans les membres diminuées. Pas de diarrhée ni de coliques, pas d'épistaxis.

Pas de ballonnement du ventre ; légère douleur à la palpation dans la fosse iliaque gauche ; légers gargouillements. Foie de volume normal. Une seule tache rosée sur le flanc droit.

L'impulsion du cœur est forte, bien localisée, le cœur n'est pas hypertrophié. Bruits réguliers, pas de souffle. Près du sternum dans le quatrième espace intercostal gauche, le premier bruit semble dédoublé. Pouls de faible tension, mais non dicrote.

Rien aux poumons, si ce n'est un peu d'obscurité de la respiration dans les deux fosses sus-épineuses.

Langue rouge sur les bords et à la pointe. Un peu d'albumine dans les urines.

17 octobre. — Les bains ont été donnés sans interruption depuis l'entrée du malade. Etat général très bon. A l'entrée, un peu de stupeur actuellement disparue, de même que la céphalalgie. Pas de diarrhée.

Abdomen souple, à peine un peu météorisé. Gargouillements accusés dans la fosse iliaque droite. Plusieurs taches rosées d'apparition récente. Pas de toux. Langue un peu sale, sans enduit saburral, anorexie complète.

19 octobre. — Etat général excellent, peu de diarrhée. Taches rosées augmentées de nombre. Pas de météorisme abdominal. Langue normale. Ce matin le malade mouche du sang. Quelques crachats muqueux sanglants d'origine nasale. Un peu de douleur dans la gorge ; à l'inspection, *ulcérations aphteuses, l'une à gauche, deux autres à droite à la partie supérieure des piliers antérieurs du voile du palais.*

24 octobre. — Etat général très bon. Pas de météorisme. Taches rosées pâlies, mais encore apparentes. Epistaxis légères, crachats sanglants. Douleurs aux pieds, depuis hier.

29 octobre. — *Aucune douleur de gorge même pendant la déglutition; celle que le malade avait eue n'a persisté que deux jours*, on avait ordonné des *gargarismes boriqués*, mais on n'avait fait *aucun attouchement* des ulcérations. Celles-ci persistent, mais un peu modifiées; celle de gauche est arrondie, celle de droite ovalaire par suite de la fusion des deux ulcérations, d'abord isolées. Le fond des ulcérations est rouge, *non creusé, uniforme, les bords à peine saillants*, mais *taillés à pic*, prennent une teinte rouge plus vive en dehors tandis que la bordure interne est grisâtre. Le premier jour le bord présentait une teinte opaline qui s'étendait à 2 ou 3 millimètres en dehors et le *fond de l'ulcération était moins régulier et un peu grisâtre.*

On ne constate, ni sur la langue, ni sur les joues, aucune ulcération; pas d'adénopathie maxillaire à droite; à gauche, un *petit ganglion à peine appréciable*, peu douloureux, situé en arrière de la partie moyenne de la branche du maxillaire; aucun ganglion en arrière de l'angle inférieur.

29 octobre. — Les ulcérations des piliers persistent, mais en voie de cicatrisation; le fond est plus élevé, la différence de couleur des bords est à peine appréciable. L'abdomen est souple Gargouillements accusés de la fosse iliaque. Douleur des extrémités très marquée.

31 octobre. — Les ulcérations des piliers persistent sans changements marqués présentant seulement une légère *teinte opaline* de la partie antérieure du fond et de la partie externe des bords Celle de droite est un peu moins large. *Gorge toujours absolument indolente.*

7 novembre. — Etat général excellent. Grand appétit. Les ulcérations persistent toujours, leur aspect est très modifié, *le fond est de niveau avec les bords.* Celle de gauche présente des îlots épidémiques au centre, et toutes les deux sont en voie de cicatrisation manifeste. La douleur n'a pas reparu.

12 novembre. — *Ulcérations complètement cicatrisées*, mais à leur niveau, surtout à gauche, *épaississement* de la muqueuse *qui est opalescente.* Enduit nacré des gencives persistant très accusé.

Abdomen très souple, pas de diarrhée, un peu de gargouillement persistant dans la fosse iliaque. Quelques taches rosées encore apparentes. Le tronc présente une desquamation lamelleuse très accusée.

13 novembre. — Plus de vestige des ulcérations, la desquamation lamelleuse continue très accusée sur tout le tronc, le cou, elle s'étend aux membres supérieurs et inférieurs.

Le malade n'a pas été vacciné.

Langue normale.

21 novembre. — Convalescence persiste sans accidents.

Le malade n'accuse qu'un peu de faiblesse des jambes.

25. — Départ pour Longchêne, complet rétablissement.

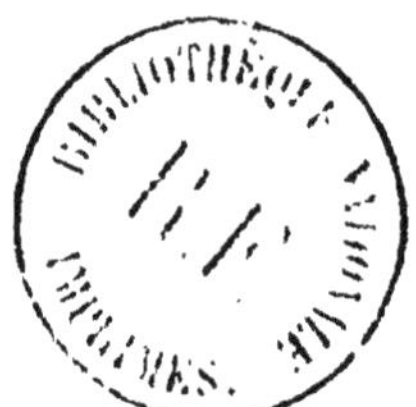

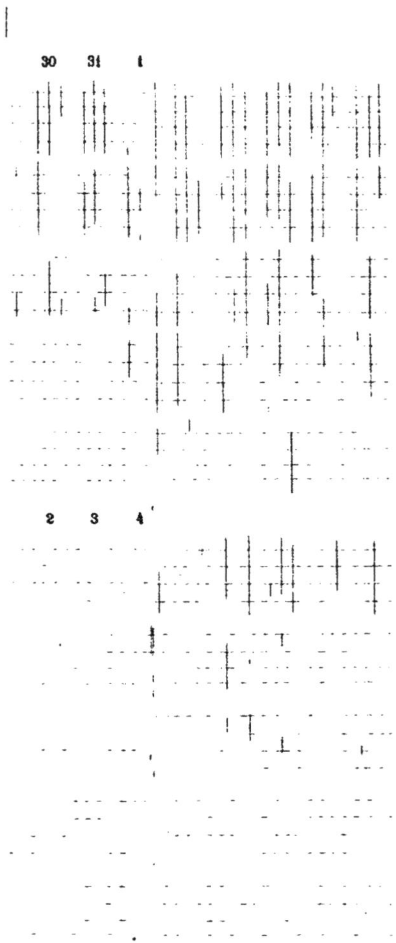

30 31 1

2 3 4

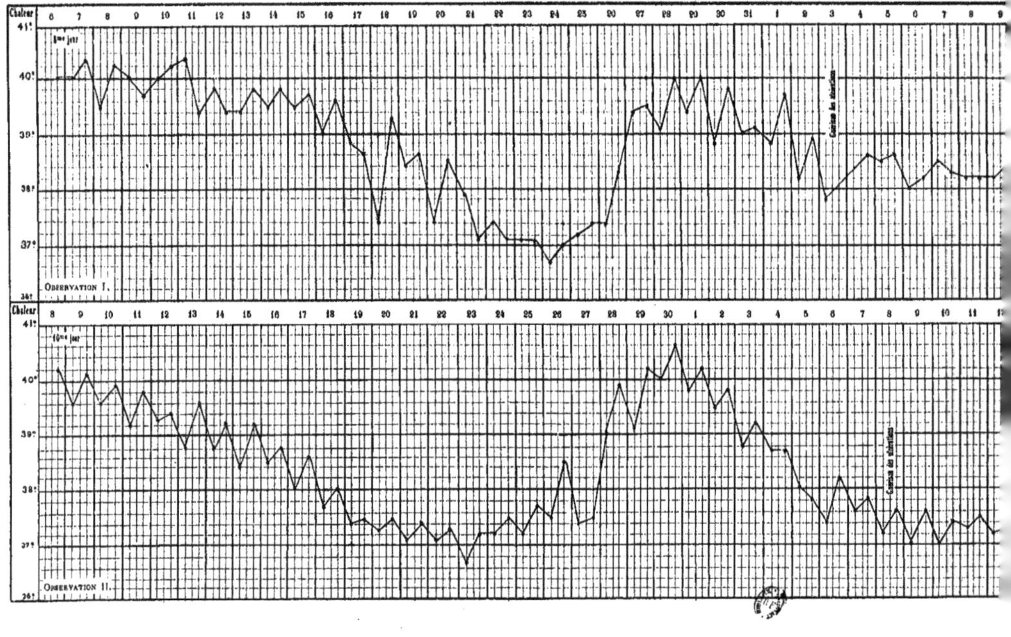
Chaleur
41°
40°
39°
38°
37°
36°
6 7 8 9 10 11 12 13 14 15 16 17 18 19 20 21 22 23 24 25 26 27 28 29 30 31 1 2 3 4 5 6 7 8 9
Observation I.
Chaleur
41°
40°
39°
38°
37°
36°
8 9 10 11 12 13 14 15 16 17 18 19 20 21 22 23 24 25 26 27 28 29 30 1 2 3 4 5 6 7 8 9 10 11 12
Observation II.

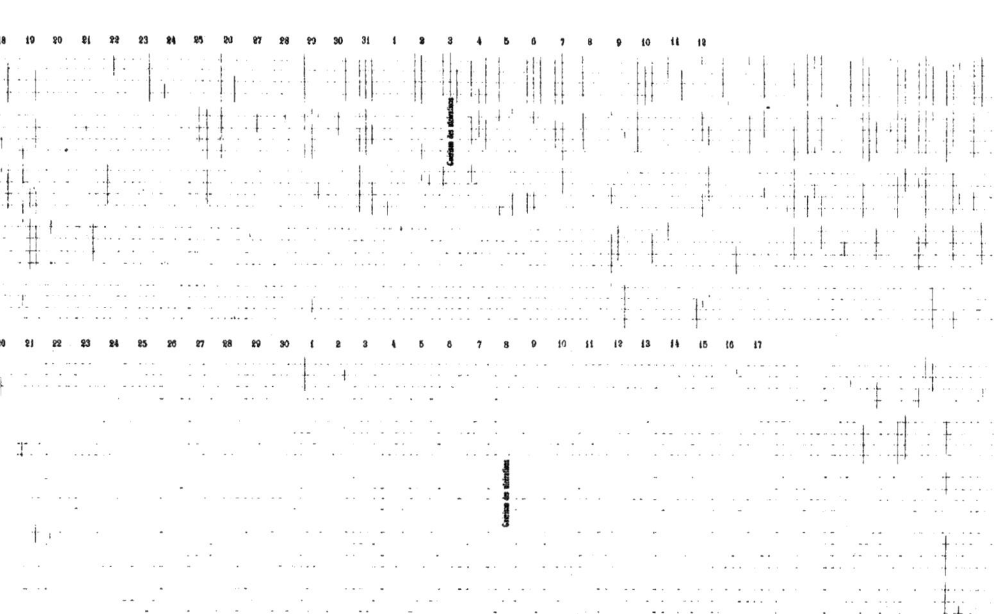
18 19 20 21 22 23 24 25 26 27 28 29 30 31 1 2 3 4 5 6 7 8 9 10 11 12
20 21 22 23 24 25 26 27 28 29 30 1 2 3 4 5 6 7 8 9 10 11 12 13 14 15 16 17

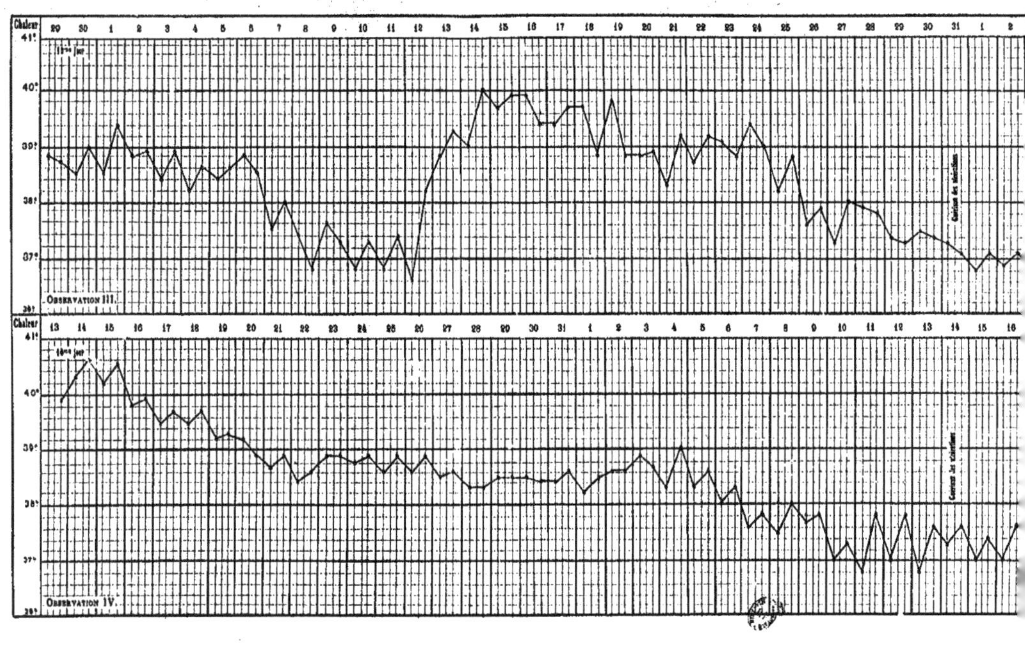
Chaleur
29 30 1 2 3 4 5 6 7 8 9 10 11 12 13 14 15 16 17 18 19 20 21 22 23 24 25 26 27 28 29 30 31 1 2
41°
40°
39°
38°
37°
Observation III.
Chaleur
13 14 15 16 17 18 19 20 21 22 23 24 25 26 27 28 29 30 31 1 2 3 4 5 6 7 8 9 10 11 12 13 14 15 16
41°
40°
39°
38°
37°
Observation IV.

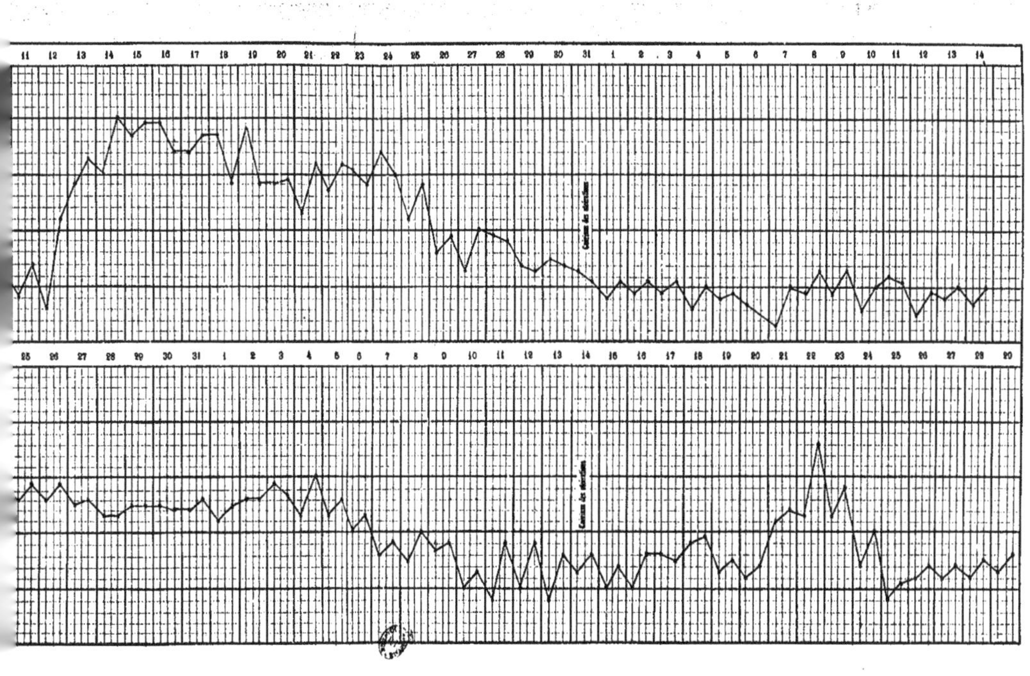
11 12 13 14 15 16 17 18 19 20 21 22 23 24 25 26 27 28 29 30 31 1 2 3 4 5 6 7 8 9 10 11 12 13 14
25 26 27 28 29 30 31 1 2 3 4 5 6 7 8 9 10 11 12 13 14 15 16 17 18 19 20 21 22 23 24 25 26 27 28 29

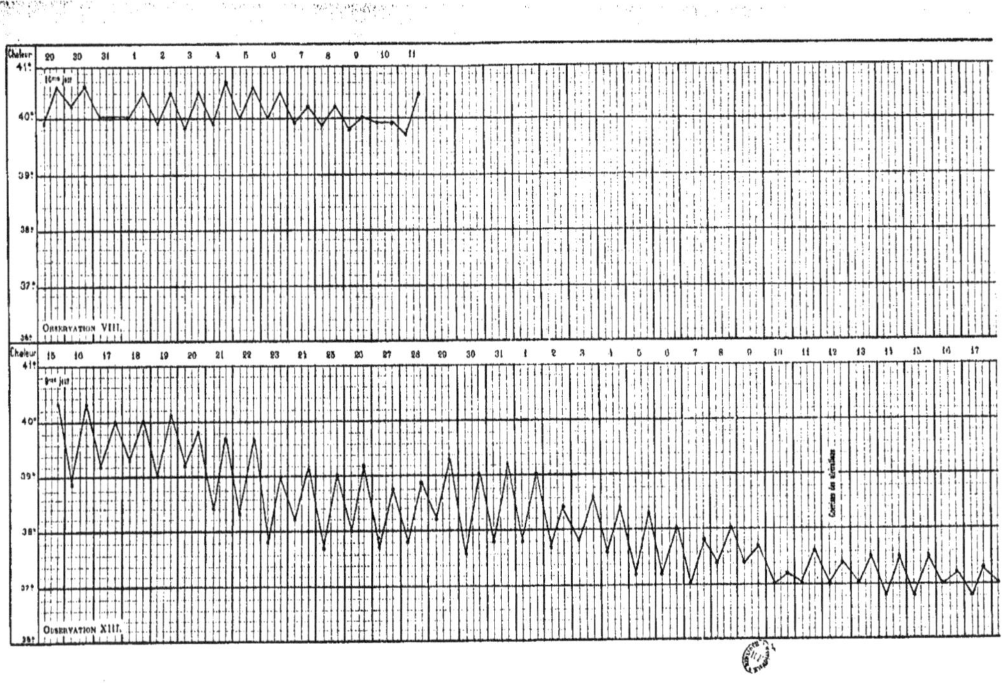

Chaleur
41°
40°
39°
38°
37°
36°
20 30 31 1 2 3 4 5 6 7 8 9 10 11
10me jour
Observation VIII.
Chaleur
41°
40°
39°
38°
37°
36°
15 16 17 18 19 20 21 22 23 24 25 26 27 28 29 30 31 1 2 3 4 5 6 7 8 9 10 11 12 13 14 15 16 17
9me jour
Observation XIII.

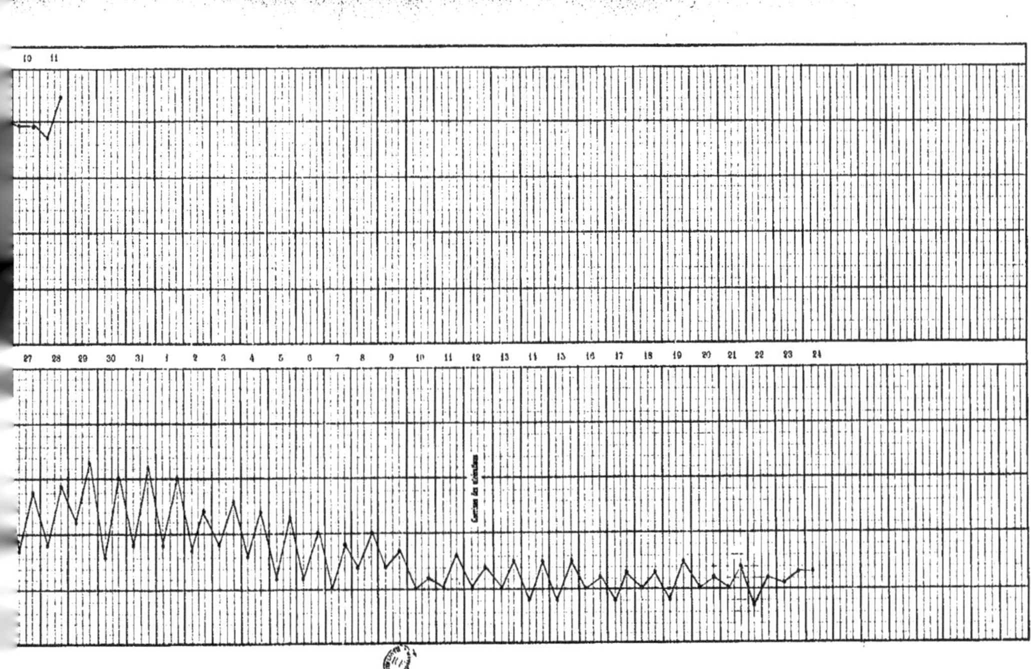
10 11
27 28 29 30 31 1 2 3 4 5 6 7 8 9 10 11 12 13 14 15 16 17 18 19 20 21 22 23 24

# CONCLUSIONS

I. Les ulcérations bucco-linguales telles que nous les avons décrites dans le cours de ce travail constituent un symptôme important et fréquent de la fièvre typhoïde.

II. Elles paraissent avoir une marche absolument semblable à celle des lésions intestinales. C'est ce qui leur donne une valeur clinique importante et permet de soupçonner l'imminence d'une rechute.

# INDEX BIBLIOGRAPHIQUE


Barth, De la tuberculose pharyngée et de l'angine tuberculeuse (th. Paris, 1880).

Bouveret, Un cas d'angine ulcéreuse dans le cours de la fièvre typhoïde (Annales des maladies de l'oreille et du larynx, 1876).

Cornil et Ranvier, Manuel d'histologie pathologique, Paris, 1870.

Dérignac, Des ulcérations du pharynx et de l'isthme du gosier dans la fièvre typhoïde (th. Paris, 1883).

Devic, Des rechutes dans la fièvre typhoïde (th. de Lyon, 1886).

Huxham, Essai sur les fièvres, 1768.

Louis, Recherches anatomiques, pathologiques et thérapeutiques sur la fièvre typhoïde.

Murchison, La fièvre typhoïde (trad. de Lutaud, Paris, 1878).

Roque, Affection ulcéreuse du pharynx et du larynx dans le cours de la fièvre typhoïde (Province médicale, 3 et 0 janvier 1891).

Siredey, Lésions des organes lymphoïdes dans la fièvre typhoïde (th. Paris, 1883).



Lyon. — Imp. Pitrat Aîné, A. Rey Successeur, 4, rue Gentil — 1895

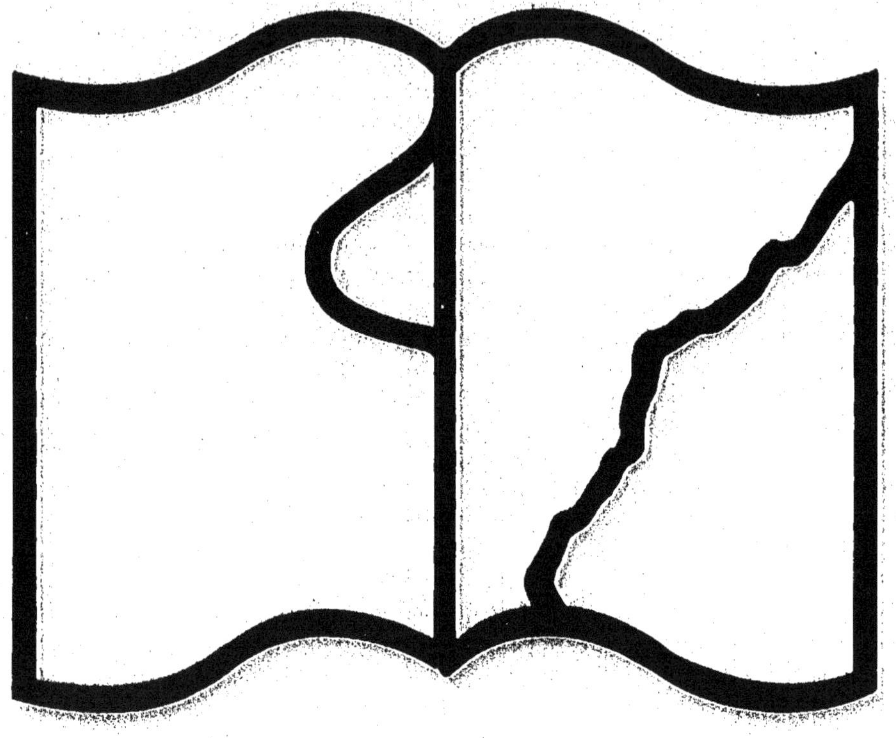

Texte détérioré — reliure défectueuse

**NF Z 43-120-11**

www.ingramcontent.com/pod-product-compliance
Ingram Content Group UK Ltd.
Pitfield, Milton Keynes, MK11 3LW, UK
UKHW021216230726
13926UKWH00003B/1056

9 782013 549776